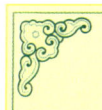

国医绝学百日通

一学就会手诊手疗

李玉波　翟志光　袁香桃◎主编

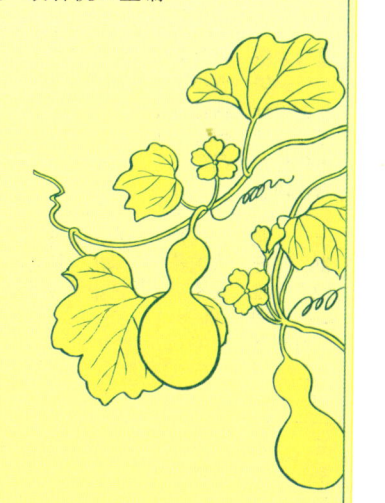

中国科学技术出版社
·北京·

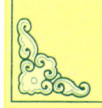

图书在版编目（CIP）数据

一学就会手诊手疗 / 李玉波, 翟志光, 袁香桃主编. -- 北京：中国科学技术出版社, 2025.2
（国医绝学百日通）
ISBN 978-7-5236-0766-4

Ⅰ.①一… Ⅱ.①李… ②翟… ③袁… Ⅲ.①掌纹—望诊（中医）Ⅳ.①R241.29

中国国家版本馆CIP数据核字（2024）第098655号

策划编辑	符晓静　李洁　卢紫晔
责任编辑	曹小雅　王晓平
封面设计	博悦文化
正文设计	博悦文化
责任校对	吕传新
责任印制	李晓霖

出　　版	中国科学技术出版社
发　　行	中国科学技术出版社有限公司
地　　址	北京市海淀区中关村南大街 16 号
邮　　编	100081
发行电话	010-62173865
传　　真	010-62173081
网　　址	http://www.cspbooks.com.cn

开　　本	787毫米×1092毫米　1/32
字　　数	4100千字
印　　张	123
版　　次	2025 年 2 月第 1 版
印　　次	2025 年 2 月第 1 次印刷
印　　刷	小森印刷（天津）有限公司
书　　号	ISBN 978-7-5236-0766-4 / R·3282
定　　价	615.00元（全41册）

（凡购买本社图书，如有缺页、倒页、脱页者，本社销售中心负责调换）

目录

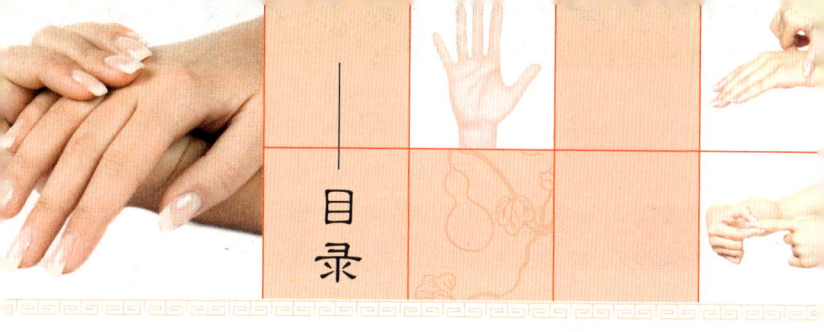

第一章　科学认识经久流传的手诊手疗

第一节　手诊手疗的历史传承..................................2
第二节　手诊手疗的科学原理..................................3
第三节　手诊手疗的特点及要点解析..........................7
第四节　手诊与现代医学的关系..................................9
第五节　手疗的操作方法及注意事项..........................10
第六节　手疗前必须掌握的中医知识..........................15

第二章　手诊

第一节　观掌纹诊病..................................20
第二节　观指甲诊病..................................25
第三节　观掌色诊病..................................29

第四节　常见病手诊..................................33

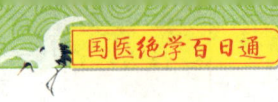

第三章　手疗

第一节　糖尿病............ 61	第十七节　神经衰弱........ 77
第二节　高血脂............ 62	第十八节　眩晕............ 78
第三节　高血压............ 63	第十九节　荨麻疹.......... 79
第四节　低血压............ 64	第二十节　牙痛............ 80
第五节　贫血.............. 65	第二十一节　近视.......... 81
第六节　心律失常.......... 66	第二十二节　失眠.......... 82
第七节　感冒.............. 67	第二十三节　肥胖症........ 83
第八节　咳嗽.............. 68	第二十四节　颈椎病........ 84
第九节　支气管哮喘........ 69	第二十五节　肩周炎........ 85
第十节　消化不良.......... 70	第二十六节　慢性咽炎...... 86
第十一节　慢性胃炎........ 71	第二十七节　食欲不振...... 87
第十二节　便秘............ 72	第二十八节　胸闷.......... 88
第十三节　神经性头痛...... 73	第二十九节　中暑.......... 89
第十四节　偏瘫............ 74	第三十节　更年期综合征.... 90
第十五节　面瘫............ 75	第三十一节　月经不调、痛经...91
第十六节　腰肌劳损........ 76	第三十二节　白带增多...... 92

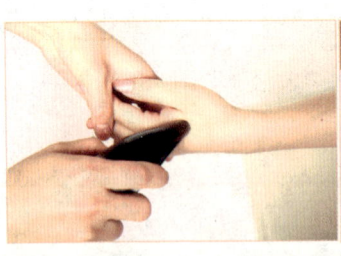

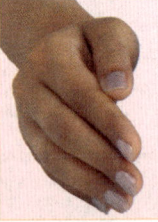

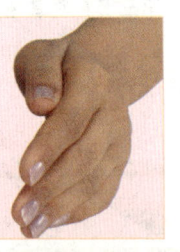

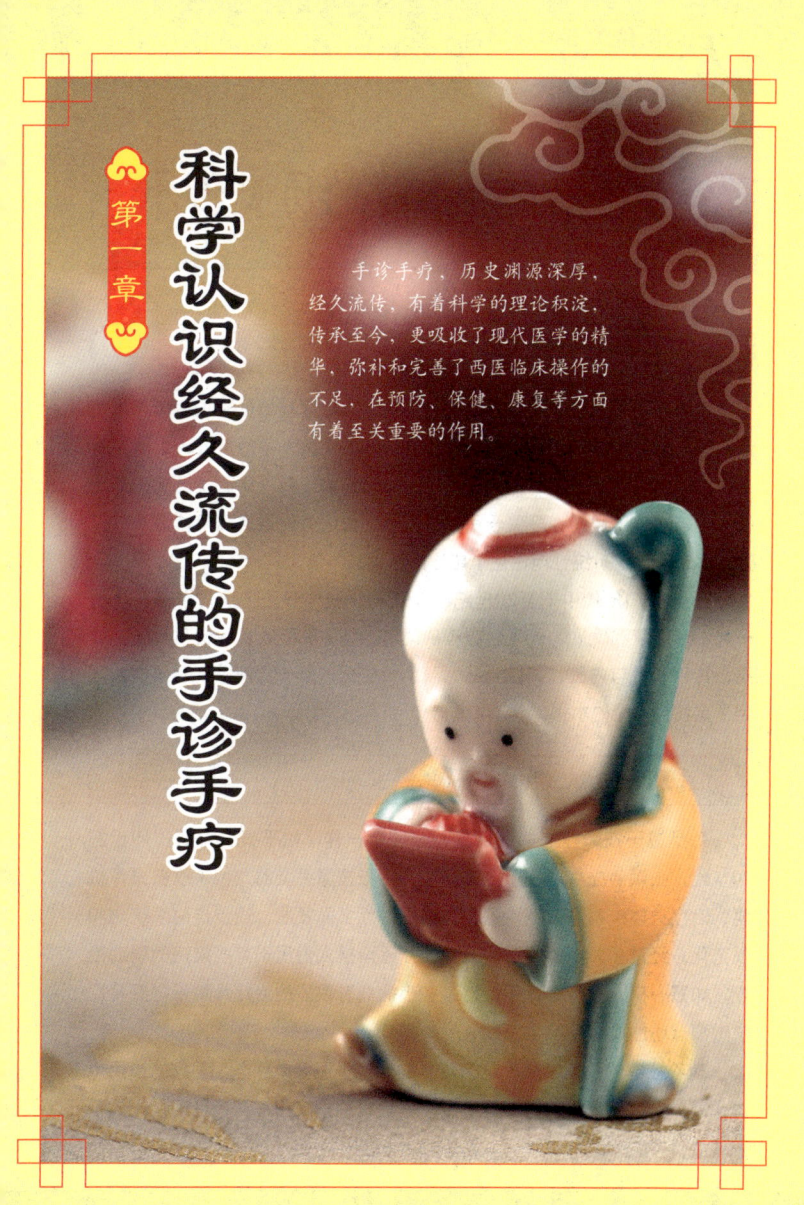

第一章 科学认识经久流传的手诊手疗

手诊手疗,历史渊源深厚,经久流传,有着科学的理论积淀,传承至今,更吸收了现代医学的精华,弥补和完善了西医临床操作的不足,在预防、保健、康复等方面有着至关重要的作用。

第一节 手诊手疗的历史传承

手诊的历史传承

手诊起源于两千多年前,当时称为望诊,名医扁鹊就擅长手诊。《黄帝内经》是最早揭示手诊观点的著作,即通过观察人手的情况,进而判断人体机能出现病变或异常的情况。但是手诊作为一门具体医学出现,却是在清代,清代出现了许多关于手诊的著作,最著名的当属《望诊遵经》。这本书理论化、系统性地论述了望诊的原理和方法。

20世纪70年代中期至20世纪80年代初,我国开始了现代手诊医学的研究,在继承和发展古代手诊原理的同时,结合并吸收了现代科学研究成果,首创了手与内脏、四肢全息、气色对应图,第一次使手诊医学诊断达到了定性、定量的水平。

手疗的历史传承

手疗属于按摩疗法的一部分,与按摩一样,始于秦汉时期。19世纪70年代,张颖清先生发明了全息疗法,主张按摩手上的穴位来改善身体机能,治疗身体疾病。该理论的出现使得手疗全面发展,逐步走向系统化和规范化。经过多方面的临床实践,手疗逐渐被人们用于某些疾病的辅助治疗,如冠心病、癌症等。手疗对某些小病痛有很好的治疗作用,如感冒、咳嗽和运动性损伤等。

随着社会的快速发展,越来越多的人处于亚健康状态,手疗的作用也越来越广泛。手疗不仅是普通大众防病治病的按摩疗法,也是现代人调节亚健康状态的保健方法。

第二节　手诊手疗的科学原理

手诊的科学原理

手掌是人体上肢的末端，气血循环至此而复回，因此通过观望手掌可以观察出脏腑的盛衰情况，从而诊断出病症。手诊通过对手指的颜色和外形、指甲的形状和颜色、掌纹的变化、手掌和手背的颜色，以及指纹的色泽和纹理等来诊断身体状况和病症，其融合了中医的望诊方法，又结合了现代医学的科学知识，是一种操作简捷、结论准确、实用且安全的诊断方法。

在人体生命系统中，手是最能反映心理健康和身体健康的器官，是生理和病理的投影仪，是记载人体健康状况全部数据的记录员。那手是如何显现人体五脏六腑的内情？又是如何揭示体内的弱项、潜在病痛和不平衡的状况呢？

全息生物学理论

人体某个部位的信息可以反映出整个机体的信息，一个人手部的指甲、掌纹、手指的具体状况，都能直观地反映出人体脏器的信息。当身体出现病变时，患者的手指、手掌、指甲就会发生相应的改变。通过手诊，医生可以对患者身体健康状况有大致的了解，同时为疾病的诊断指出一个明确且直

左手掌生物全息对应图

观的方向。例如心脏病，我们可以依照手掌全息图的位置，找到心脏区，依据它的颜色和形态的变化，判断心脏的功能状况。

▢ 遗传学理论

生物个体因为基因的不同而表现出各自特有的形状特征，人的手指、掌纹也遵循这一遗传规律。人有三大掌纹，其中的小纹理会根据出生以后的生活环境、机体的生理变化发生相应的改变。如果人体的某个脏器发育存在先天不足，那该脏器就会表现出相应功能较弱的症状，而其后代可能也会有同样的病症出现，或者出现体质较弱、易复发该病的现象。同时，手掌也会出现相应的指征。例如，低血压患者的下一代患低血压的概率很大，因此两代患者在掌纹上也比较相似；过敏性体质患者的后代也会有相同的体质，其手掌中也会有相似的暗示。换句话说，具有遗传性质的病症，往往会成为家族病，这类病症在手掌和掌纹上的表征往往也一致。这在遗传学研究和临床手诊中已被证实。

▢ 中医的阴阳五行理论

中医把人体按照阴阳区别，将人的前面、下半身、血称为阴，把人的背面、上半身、气称为阳。中医又按照五行把人的脏器分类，如肝属木，色为青，喜条达（即调和畅达之意）而生长；心属火，色赤，好炽热，作升腾；肺属金，色为白，萧条能度敛；肾属水，色黑，多寒凉且凝重。中医通过五行来解释各个脏器的生理活动，依照手上不同位置的颜色和异常变化来判断脏器的病变，以得到详细的病症和生理状况的分析。

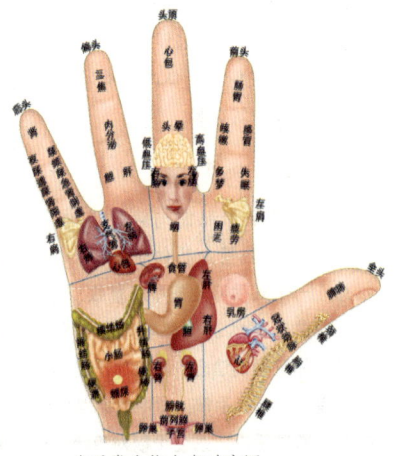

右手掌生物全息对应图

📕 经络反馈调节理论

人的双手有12条经络、88个经穴和224个奇穴，均与机体的脏器有着密切联系，尤其与大脑的中枢系统联系最为密切。因此人体的生理状况和病理变化都可以通过手上的穴位传递给手部对应的部位，手掌上各个部位经络和穴位的痛觉和形态色泽上的改变，都可以作为手诊的依据，从而科学地诊断出具体病理和身体的具体状况。

📕 微循环理论

微循环理论认为人体的整体是由微小生命单元构成的，维持这些微小组织的生命需要不断为其补充能量，并不断地将能量交换中产生的废物及有害物质排出。而手的指掌上的末梢神经、血管、指掌上不同部位的末梢小血管和浅表的浮沉、变色、扭曲、膨大等变化，都可以反映出机体相应部位的变化和脏腑的气血供应状况，尤其是指甲末端的血流情况可以精确地反馈出心脏血流的供应状况。

手疗的科学原理

手疗是中医学的重要组成部分，有广义和狭义之分。狭义的手疗通常也称为手部按摩疗法，主要是指通过对手部穴位、病理反射区进行点、揉、按、推等不同程度的刺激，以疏通经络，调理气血，达到养生保健、防治疾病的目的。而广义的手疗不仅包括手部按摩，还包括手上穴位的针灸、中药外敷和浸泡、穴位注射等。

手是内脏的晴雨表，手部穴位病理反射区是神经的聚集点，因此，准确、经常地按摩手部穴位病理反射点，会使内脏不断受到良性刺激，从而逐渐强化其功能。手疗的具体原理如下。

📕 中医经络理论

经络是气血运行的通道，是筋骨和脏腑的连接器。手部有6条经络，即手三阳经、手三阴经，同时有几百个穴位循环分布在这些经络上，它们相互连接，密切相关。中医认为，手上的这些穴位均适宜进行手部按摩，通过不断刺激这些特效穴位就可以达到治疗全身疾病的目的。

□ 全息生物学理论

如果身体某一部位或器官发生病变，那与该部位或器官对应的穴位就会有强烈的压痛反应或其他异常反应，如果对该穴位施以适当刺激，就可以缓解局部病痛和治疗疾病，这就是全息生物学的原理。例如，第二掌骨全息穴从远心端的足穴到近心端的头穴共有12个穴位，涵盖了整个机体，当机体某一部分失衡时，刺激相应的穴位，就可以起到调节机体平衡的作用。

□ 大脑神经病理反射学理论

反射区是神经聚集的地方，每个人单只手的正背面就有79个病理反射区，当机体发生不平衡或某个脏器出现病变时，手上的这些反射区就会产生疼痛或其他异常变化。对这些反射区适当适时地给予一定程度的刺激，通过大脑神经的整合调整，就可以起到调理脏腑、治疗疾病的效果。

国医小课堂

手部保健操

◎直立，一只手从背后向上，另一只手过肩向下，两手在背后握住，深呼吸。握拳，再放开，尽力分开五指，反复做15次。
◎坐于桌前，双肘支于桌上，右手握左手腕。左手放松并伸开五指，向左、右各做5次转腕。换手，重复上述动作。

第三节 手诊手疗的特点及要点解析

手诊的特点

准确性

手诊所依据的诊病原理是经过大量实践证明的科学理论,对手诊操作具有正确、积极的指导作用,最终得出的手诊结果同样具有科学性。运用手诊方法得出的病症结论准确率超过90%,这充分说明了手诊的准确性。

实用性

手诊通过观察患者手部变化情况诊断病症,从而对患病的情况做出初步结论,诊断过程一般只需10~20分钟,且不需要价格昂贵的诊疗仪器或设备,节省了许多不必要的人力、物力和财力,是一种简捷、直观、安全、实用的诊断方法。尤其是诊断结果的准确性高,足以看出手诊方法的实用性。

预测性

手诊不同于其他方法的独特优点是"防患于未然",即通过手诊,可以对身体的健康状况和某些疾病提出预测性的意见,也就是超前诊断。特别是对心脏病、脑中风等重病症的预测准确性较好,从而找到合适的治疗方法遏制病情的恶化和演变。

手疗的要点

急用先学法

手疗之前,熟记手诊图是至关重要的第一步。然而,学习手诊图绝非一件容易的事，需要有很大的耐心和信心。在初步学习过程中，如果大家感觉力不从心，不妨尝试对照原书、原图进行直观治疗的实践展开学习。需要注意的是，这种方法只适用于某些慢性疾病，如慢性咽炎、慢性胃炎等。

阿是穴按摩法

阿是穴又称"压痛点"，这类腧穴既无固定名称、固定位置，也没有固定的主治病症，只是以疼痛部位或与病痛有关的压痛点、敏感点作为穴位。阿是穴按摩法，又叫哪儿疼哪儿按摩法，符合中医学的"不通则痛"理论。按摩者如果对手部穴位不是很熟悉，可以对照手诊图的位置逐一按摩，一旦触碰到疼痛点，就按照力度由轻到重进行按摩，从而达到治疗效果。随后再对照手诊图，通过该敏感疼痛点或阿是穴找到对应的脏腑，这样就可以推断出具体的病症所在了。

按图索骥法

顾名思义，按图索骥就是按照手诊图诊断找出病症。对照手部颜色和形态根据手诊图来判断出具体的病症，然后根据相应的按摩手法进行对症按摩，"实证"就用泻法，"虚证"就用补法，虚实不明显的就用平补平泻法。

循序渐进法

心急吃不了热豆腐，掌握手诊方法并不是一朝一夕的事，而是需要采取循序渐进、坚持不懈、总结实践、逐步提高的方法，只有这样，才能全面掌握手部按摩方法；同时，在进行具体的治疗时不能头痛医头、脚痛医脚，要学会用具体问题具体分析的方法对症诊疗。例如，头痛多是由肝阳上亢或气血不足等原因造成的，在治疗上应采取平肝潜阳、补益气血的措施。因此，具体的穴位选择和补泻方法应根据不同病因做不同选择，以达到最佳的治疗效果。

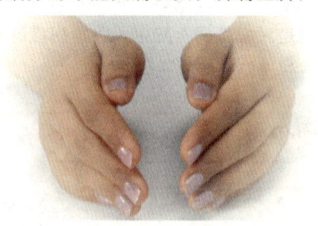

呵护健康，从手做起

第四节 手诊与现代医学的关系

手诊源自古代，主要通过对手的定位及相关气、色、形态的观察，对患者身体健康情况做出一个客观、科学、量化的判断，从而为疾病的治疗提供有益的临床参考。手诊讲求"望、闻、问、切"，这一套诊病方法被视为中医的看家法宝，流传了几千年，与西医的"望、触、叩、听"不谋而合。

现代医学多采用先进的仪器设备和精确的化验等检测手段来诊断疾病，从而使手诊在医学诊疗的应用中局限在了望诊范畴，大大削减了手诊的医疗价值。其实，手诊不仅体现在望诊范围内，也需要通过触诊来判断病症，尤其是许多没有器质性病变或患者没有明显不适的早期病变。现代医学还没有达到百分之百的准确率，很多先进昂贵的仪器，如核磁、CT等仍然有百分之几的误诊率，甚至有许多早期疾病并不能检查出来。手诊既属于现代医学的范畴，也弥补了现代医学的不足。

手诊从中医抽象、模糊的诊断概念中走出来，走向客观、量化、简捷的诊断方式，逐渐成为现代诊断医学的补充手段。手诊是一种既经济实用又方便简捷的诊断方法，它不是单纯属于中医范畴，而是中西医临床诊断的一个分支，是中西医诊断方法的补充和完善，在预防医学和康复保健医学领域中有非常重要的地位。

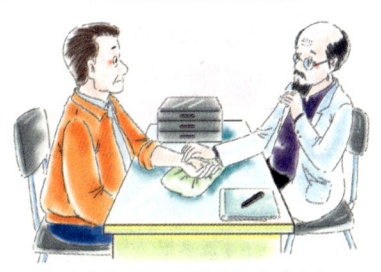

切诊是手诊不可或缺的诊疗手法之一

第五节 手疗的操作方法及注意事项

手疗是中医学的重要组成部分，也是一种传统的医学疗法，深受广大群众的喜爱。在传统的按摩操作中，手是手疗的主要操作工具，也是最便捷的方式。随着时代的发展，现在也出现了一些手部按摩器。除了按摩，现在逐渐被人们接受的手疗方式还有针灸、中药外敷和浸泡等，且效果显著。

按摩手法

点法

用指端、肘尖或屈曲指关节突起部位按压手部穴位的方法称为点法，常与按法、揉法配合应用，具有通经活络、消积破结、解除痉挛、益气活血的作用。

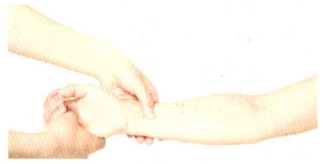

点法

按法

以手指尖端或指腹平压于手部穴位上，逐渐用力按摩的手法叫按法。常与点法、揉法配合应用，且多用于慢性疾病的治疗。

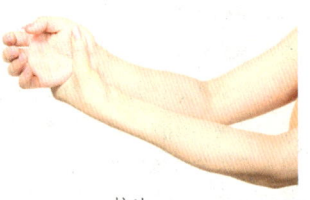

按法

推法

用指掌、手掌或掌根、大鱼际、小鱼际、单指、多指吸定一部位，进行单向直线推移称为推法，多用于慢性劳损性疾病，有疏经活络、祛瘀消积、健脾和胃、舒筋理肌的功效。

□ **摩法**

以指腹或掌部贴于手部穴位，有节律地做环行摩擦，多用于较开阔的部位及其他手法的结束放松调整，对老年病、慢性病、虚证等有很好的疗效。

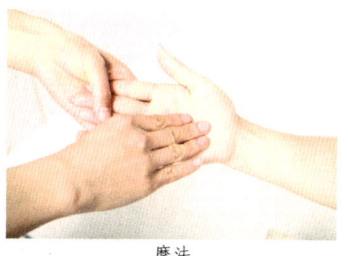

摩法

□ **擦法**

以指腹、掌根或大小鱼际，紧贴皮肤做快速往返的直线运动，使之产生一定的热量，多用于慢性寒症。操作时要做到轻而不浮、重而不滞，力度适中平稳，以不使皮肤起皱为宜。

□ **揉法**

以拇指或中指指腹按于手部穴位上，腕关节放松，以前臂的运动带动腕关节和手指运动，做轻柔缓和的旋转揉动。此法常与按法、点法配合应用，多用于慢性、劳损性疾病和虚证的治疗。

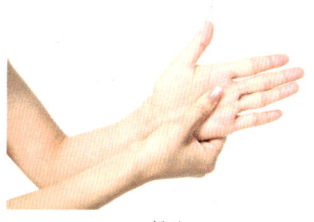

揉法

□ **拔伸法**

沿肢体纵轴方向，在手部关节两端用力做相反方向的牵拉、牵引动作，使关节间隙增大，具有行气活血、疏经通气、放松关节的作用。

□ **捻法**

两个手指对捏贴住施治部位，相对用力做搓揉动作，多用于关节病症。操作时频率要快，力度适中，要做到轻而不浮、重而不滞。

☐ 掐法

以指端甲缘重按穴位，多用于关节处和指端穴位，其作用为开窍醒神、回阳救逆、温通经络等。操作时，手指垂直用力掐手部穴位，用力由轻到重，时间要短，避免掐破皮肤。

☐ 摇转法

使手部指关节、腕关节被动均匀地做环形运动的手法，称为摇转法。一手固定关节，一手进行环形操作，切忌单方向用力，以免损伤关节。同时注意用力要适中，可先用拔伸法、捻法放松关节。

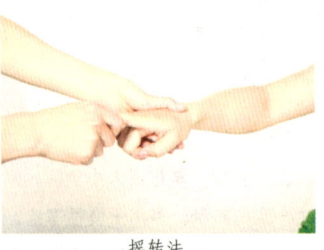

摇转法

按摩顺序

◎一般情况下，手部按摩遵循"从远到近"（即从手指尖到手腕部、掌），"从大到小"（即从大拇指至小指）的原则。

◎从慢性病角度看：手部按摩则要从左手至右手，从手背到手掌，这就是"从左及右，从外至里"原则。

◎从性别角度看：中医认为男性属阳，女性属阴；而左手属阳，右手属阴。因此，男性按摩应先左手后右手，女性则是先右手后左手。

◎从病情角度看：病情急则先找主穴，配穴次之。例如：哮喘，应先找咳喘穴止喘，治其标；缓和后，再用补肾健脾穴调整一下，以达到治其本的效果。

取穴方法

☐ 由难到易法

在中医经络中，反射区往往比穴位面积大，如果找不准穴位，可以找到相应反射区予以代替；另外，寻找全息穴群时，可以先找穴位较少的全息穴群。如患者发生运动损伤时，可以找穴位较少的第二掌骨桡侧全息穴群。

□ 手指同身寸取穴法

以被按摩者的手指作为标准进行准确取穴。最常见的是中指取穴法，即以被按摩者的中指中节内侧两端横纹间作为一寸而衡量取穴。

按摩原则

□ 按摩强度

手部按摩要有一定的强度或力度，一般应以被按摩者的可承受力或耐受力为限度。一是，按摩者可以根据被按摩者的具体情况选择施力大小，例如：观察被按摩者的表情以便及时调整按摩力度；根据病人的高矮和胖瘦判断具体的按摩强度。二是，按摩者在整个按摩过程中，应随时询问被按摩者的感受，以便更好地运用适宜的按摩力度。

□ 按摩频率

一般来讲，每个穴位或每组穴位的按摩时间不得少于3分钟，而按摩频率平均应控制在70次／分钟，也可根据被按摩者的心跳快慢来调节按摩频率。但是如果被按摩者的心跳超过120次／分钟，其属于心动过速患者，则适宜的按摩频率不得超过80次／分钟。

□ 按摩次数和疗程

按摩次数应以被按摩者的体质、病情和手部穴位的可耐受力为依据。一般来说，手部按摩的一个疗程基本维持在7～10天，一天的按摩次数最多不超过3次，每次按摩时间应控制在30～40分钟。需要特别注意的是，为了达到更好的按摩效果，在一次完整的按摩过程中，按摩力度应有所变化。

□ 手法的补泻

补泻作为一种按摩手法，备受中医治疗，尤其是针灸、按摩的青睐。

一般来说，补法是以顺时针方向点揉或向手掌的近端推按，点揉或推按时力度较小、频率较低；泻法则以逆时针方向点揉或向指法远端推按，点揉或推按时力度较大、频率较高。从中医理论角度来看，要讲求"实则泻之，虚则补之"。也就是说，补法主治实证，如因肝火旺盛引起的高血压、头痛等疾病；而泻法则主治虚证，如受凉、受寒造成的胃痛、脾虚等疾病。

手部按摩的注意事项

◎按摩前要用干净的温水洗手；修剪指甲；将有碍操作的物品，如手表、戒指等，预先摘掉。

◎应避免在过饥、过饱或过度疲劳时做手部保健按摩，饭前饭后1小时内不做按摩。

◎按摩时可选用润滑剂，如滑石粉、按摩乳、精油等加强疗效，防止皮肤破损。

◎按摩前，被按摩者的双手可以浸泡在中药盆中10分钟左右，以便打开手上的穴位，提高疗效。

◎选穴要少且精，配穴要合理，同时提高选穴的准确率，以便提高疗效。

◎按摩的穴位较小时，可选用一些辅助性工具（如牙签、圆珠笔）代替手指按摩，以加大对穴位的刺激。

◎对久病、慢性病患者进行治疗时，手法要柔和，且要循序渐进、持之以恒。

◎按摩时，一定要选择对双方都合适的姿势，同时要根据年龄和体质区别对待。老年人、体质较弱者多选择卧位或坐位；对于婴幼儿，可采取家长抱坐的姿势进行操作。

◎按摩时，一定要根据被按摩者的年龄、体质、性别等选择不同的按摩手法和力度。一般情况下，老人、儿童、女性用力要轻，青壮年用力要重；体格瘦弱者用力要轻，体格强壮者用力要大一些。另外，少数对疼痛耐受度较低的病患，要特别注意观察患者的反应，以防晕厥。

◎被按摩者在大怒、大喜、大悲、大恐的情况下，不要立即对其进行按摩。

第六节 手疗前必须掌握的中医知识

了解阴阳和气血

阴与阳

中医学中的阴阳,其实是指人的机体活动中相生相克的关系,并没有实体存在。通常所说的阳是指人在机体活动中处于活动的、积极的、外在的、上升的、温热的、明亮的状态,表现为机体功能上升;阴是沉静的、呆滞的、内在的、下降的、湿冷的、黑暗的状态,表现为机体功能减退。

气与血

中医对气的理解多种多样,且各有各的道理。有人认为,气是维持生命的营养物质,如人体吸收的营养物质和氧气等。也有人认为,气是调节脏腑功能的精微物质,如肺需要肺气、肾需要肾气等。还有人认为气是打通经络的能量物质,一旦针刺或按摩穴位时出现酸麻胀痛感,就说明人体经络被疏通了,同时气流变顺畅了,人体机能也就恢复正常了。更有甚者将气与阴阳关联,认为在机体活动中,起温热推动作用的气为"阳",起滋润营养作用的气则为"阴"。

血的概念与现代医学大相径庭。血是指在脉管中运行的色泽鲜红且较黏稠的呈液态的物质,主要负责营养物质的运送和多余废物的排出。

人体脏腑及功能

脏腑,是内脏的总称,分为五脏和六腑。五脏是实质性器官,包括心、肝、脾、肺、肾;六腑为空腔性器官,包括小肠、胆、胃、大肠、膀胱、三焦。其主要功能如下。

人体脏腑的功能

脏腑	功能	主治疾病
心	主导血脉，汇聚精气神	主治心血管、精神、心理方面的疾病，如冠心病、心悸等
肺	主导呼吸系统和皮毛	主治毛发、皮肤、呼吸器官的疾病，如皮肤病、气管炎等
脾	负责营养的运输和吸收、废物的排泄、水代谢的调节等	主治代谢和肌肉方面疾病，如消化不良、食欲不振、腹泻等
肾	调节水代谢，帮助排泄废物	主治生殖系统、内分泌系统、耳部等疾病，如耳鸣、腰痛等
胃	主导消化系统，具有消化功能	主治消化系统疾病，如消化不良、胃痛等
肝	协助胃的消化功能，具有排毒解毒、血液调节等功能	主治眼、肝、胆、脾及部分胃病，如青光眼、肝郁胁痛等
胆	调节脂肪的吸收和人的情绪	主治消化系统和精神系统方面的疾病，如胆囊炎、胆石症等
大肠	吸收食物中的水分，形成大小便	主治大肠及肺部疾病，如腹泻、便秘、痤疮等
小肠	调节消化系统，帮助吸收营养和排泄	主治消化系统和口腔疾病，如咽喉肿痛、腹痛、腹泻等
膀胱	储存尿，并排出尿	主治泌尿系统疾病，如膀胱炎、坐骨神经痛等
三焦	统领食物营养的吸收、水和能量的新陈代谢等	主治胃、肺、脾、膀胱等器官的疾病，如单纯性肥胖、便秘等

人体主要脏腑间的关系

□ 心与脾

心脏负责传输血液,而脾则不断造血。如果脾生血不足,或者心脏堵塞,则会出现失眠、心悸、四肢无力等心脾两虚的不良症状。

□ 心与肺

心主导人体血液的流通,肺则主要控制气息的出入。一旦心脏供血不足,肺部就会发生病变,出现咳嗽和气喘等症状;而若肺部稍有气虚,心脏则会供血不足,出现胸闷、心慌、口唇发紫等症状。

□ 心与肾

心似火,属阳;肾似水,属阴。心与肾对立统一,即肾虚则心血亏,出现心烦、失眠、口舌生疮等病症;而心阳不足则肾精亏,导致性功能障碍。

□ 心与肝

心脏与肝脏是一种前后相继的因果关系。心虚则肝气虚滞,随即出现心悸、心慌、视力模糊、月经不调等病症。

□ 肺与脾

土金相生即为肺与脾的关系,也就是说:肺气不足,脾阳就会不振,水肿和腹胀问题也会相继出现。

□ 肺与肾

肺在膈上,肾在腹中,水的代谢与肺、肾的关系密切。肾气虚衰,肺气就不足,出现哮喘、咳嗽等病症;肺气虚亏,则肾阴亏损,导致性功能下降。

□ 肺与肝

肺是金,肝是木,两者相生相克。肝火盛则伤肺,易导致肺结核、哮喘等疾病出现;而肺气过足则伤肝,肺部不适的同时会伴随头痛头晕、肋痛骨塞等。

□ 肝与脾

肝是木，储藏血，脾是金，生血统血。肝脾对立或势力不均时，两者必定势不两立，从而出现胸肋胀满、消化不良等病症。

□ 肝与肾

肝藏血，肾藏精，肝肾相生相依。肝血需要肾精的滋养，肾精又需要肝血的补充。若肾虚，肝阴则不足；肝阳过多，则加重肾亏，易出现眩晕、腰痛、水肿等症。

□ 肝和胆

俗话说，肝胆相照，肝与胆一荣俱荣、一损俱损。肝出现病变，胆也会随之发生病变；而胆出现问题，肝也会随之出现症状。

□ 肾与脾

肾为"先天之本"，脾为"后天之本"，两者相生相助。脾随肾虚，肾降脾泱。肾和脾相互致病则出现腹胀、水肿、小便不利等病症。

□ 脾和胃

脾属阴土，喜干恶湿；胃属阳土，好湿厌干。脾感到湿冷，胃则产生腹胀和胃酸过多等症状；胃消化不良，脾则会出现腹泻等病症。

□ 肾与膀胱

肾是生成小便的系统，膀胱是贮存和排泄小便的系统，膀胱功能的好坏完全取决于肾气的盛衰。肾气虚则膀胱失常，出现尿失禁等病症。

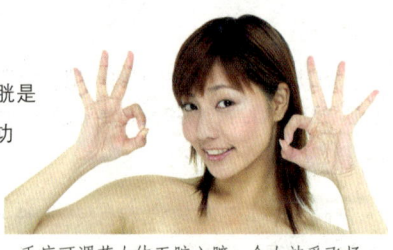

手疗可调节人体五脏六腑，令人神采飞扬

第二章 手诊

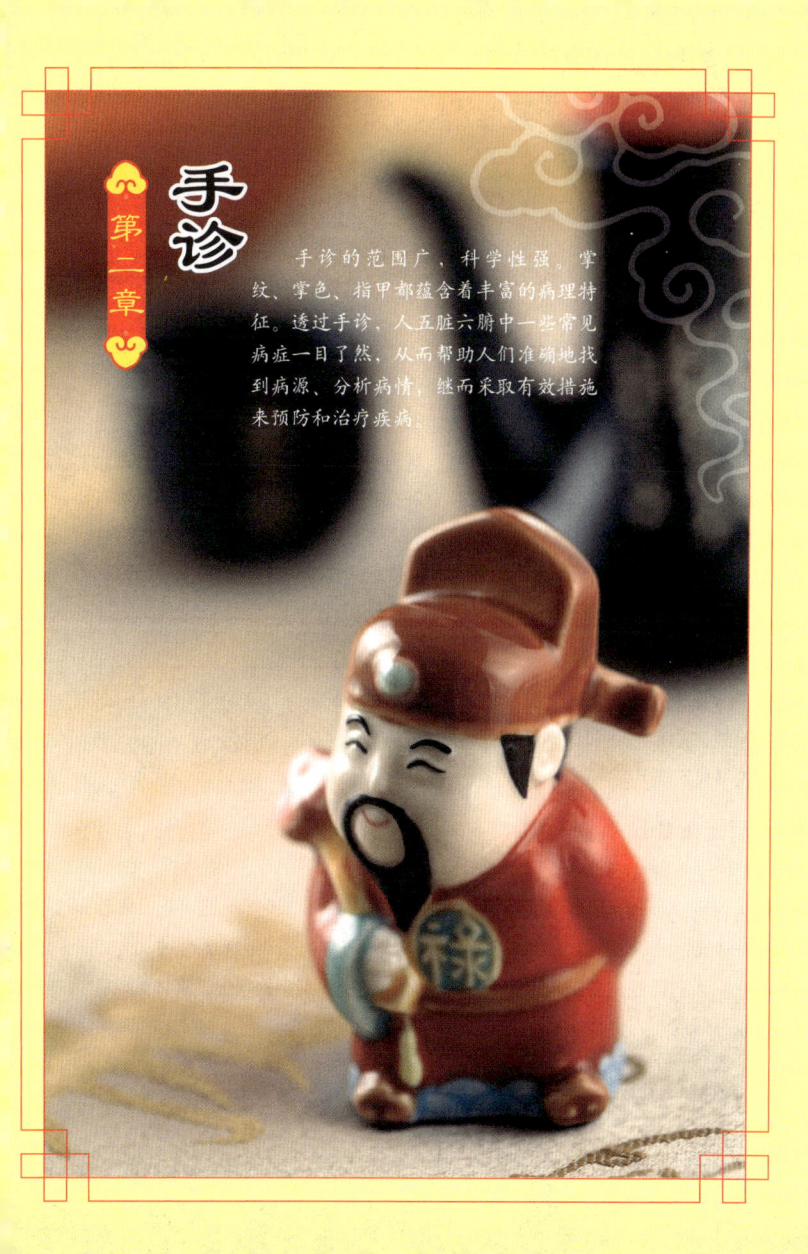

手诊的范围广,科学性强,掌纹、掌色、指甲都蕴含着丰富的病理特征。透过手诊,人五脏六腑中一些常见病症一目了然,从而帮助人们准确地找到病源、分析病情,继而采取有效措施来预防和治疗疾病。

第一节　观掌纹诊病

掌纹是遗传性基因的一种外在显示，内外因变化使身体发生病变时，掌纹也会随之变化。世界上没有两个人的掌纹是完全相同的，这是每个个体掌纹可靠性的体现。同时，掌纹也会在个人成长过程中因内外环境的变化而变化，这是掌纹可变性的体现。人具有整体性和全息性的特点，掌纹的各种形态特征包含着体内脏腑生理和病理改变的信息，这就是观掌纹诊病的科学依据和可靠基础。通过观察掌纹的长短、深浅、粗细、弯直、颜色，中医就可以很好地帮助人们防病治病，强身保健。

三大主要掌纹

每个人手上的主要掌纹指的是大鱼际线、小鱼际线和远端横纹线这三大掌纹（见右图）。

主要掌纹
- 远端横纹线（天纹）
- 小鱼际线（人纹）
- 大鱼际线（地纹）

□ 大鱼际线

又称生命线、地纹。起源于食指和拇指之间，由虎口中央起点，呈抛物线形或弧形，一直到手腕线终止。

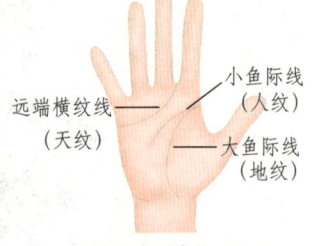

大鱼际线主要提示人的精力、体质、健康和疾病的状况，具体体现在以下几点。

◎表示一个人精力的强弱和性格的急慢。
◎表示一个人在某一个时间是否做过大手术。
◎表示一个人是否大病缠身或发生意外危险。
◎表示一个人的健康状况，即先天遗传素质的好坏和后天发育的好坏。

一条健康的大鱼际线，其手纹线条非常明显，由粗变细，没有断断续续的迹象，并且清晰可见，呈现粉红色，而且抛物线所包围的大鱼际范围大。

一般地，如果大鱼际线的起点靠近食指，那大鱼际线的弧度就会相对大一些，大鱼际的面积也会大一些，这是健康状况良好、身体抵抗力强的征兆。如果大鱼际线的起点偏向拇指，那么大鱼际线的弧度就会相对小一些，由它所围成的大鱼际面积也就相对小一些，这就预示着身体可能体弱多病、易患感冒等。

另外，关于大鱼际线，还存在两种错误说法。

◎"生命线短就是短寿"，大量临床实践证明，大鱼际线的长短与寿命的长短无正比关系。

◎"大鱼际线断裂就是大祸临头的征兆"，事实上，大鱼际线断裂不一定是严重危病的信号，更不是大祸临头的征兆。另外，患重病、危病者，大鱼际线是会有变异的，但并不一定会断裂，它的变化需要结合其他掌上信息的变化进行综合分析、判断。

□ 小鱼际线

又称智慧线、人纹、头脑线。一般起点与大鱼际线在一个位区，或稍分开，在掌中央向尺侧近心处横斜，纹线逐渐变细终于小鱼际到环指下垂直线处。

小鱼际线主要提示人的智慧、脑力与神经系统的强弱。其主要体现在以下几点。

◎表示一个人的思维反应能力、记忆能力、适应能力、决断能力。

◎表示一个人的神经、脑血管机能正常运行的调控能力。

一个健康的小鱼际线，纹线深粗，明晰可见，且不会中间断裂，色泽红润，且呈弓形。如果小鱼际线出现岛纹，则表示可能有头晕头痛等脑部病症。而岛纹出现的位置不同，易患病的年龄段和具体症状也不同。例如：小鱼际线起端有链状的岛纹，则提示幼年时营养不良，多患有呼吸系统疾病，容易感冒、咽喉发炎；中端有干扰纹，则表示中年时期用脑过度，容易产生头晕、头痛等病症；末端太长、有分叉和鱼尾纹出现，则可能患有神经衰弱等病症。

☐ 远端横纹线

又称感情线、心脏线、天纹，主要靠近指根部，反映心血管状态。一个健康的远端横纹线标准是纹路清晰且深刻，连贯无断裂，颜色红润，近心侧可有小分枝，但末端不可短于抵达中指的中心垂线。

八大辅助掌纹

除了三大主要掌纹，人的手掌还有很多辅助掌纹，对于手诊手疗也非常有用（见右图）。

◎ **不健康线**：由大鱼际线斜向小指根部，是身体不健康或身体有疾病患者会有的掌纹，尤其是消化系统和呼吸系统有疾病或不适，以及有肿瘤危险倾向的人。

◎ **环指纵线**：又称太阳线，是位于无名指根掌丘上的纵向褶纹，数量不固定。该线主要反映心理、情绪状态的好坏。

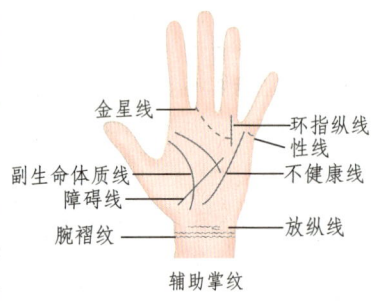

辅助掌纹

◎ **金星线**：又称过敏体质线，位于手掌第二至第四指间，是中枢神经系统功能、生殖系统功能、免疫力强弱的体现。

◎ **性线**：位于小指根掌丘尺侧缘的横褶纹，一般2～3条为最佳，主要反映生殖系统功能的强弱。

◎ **放纵线**：位于小鱼际区，横向分布在手颈部上方，呈粗糙散乱的短分枝褶纹，是一种病理纹。

◎ **障碍线**：一种病理掌纹，穿越于各主要掌褶纹或辅助褶纹之中。它主要是心、脑血管病变的标志。

◎**副生命体质线**：出现在大鱼际内侧的一种掌纹，是人的生命力旺盛、身体素质好、精神饱满，且身体调节性强的体现。

◎**腕褶纹**：指掌近端腕处的横褶纹，是生殖能力和精神面貌的体现。一般以清晰、完整、连贯为最佳。

常见病理符号

◎**星纹**：三条或三条以上短褶纹交叉而成，多为突发病、急病、脑中风等病的危险提示信号。若在大鱼际、小鱼际和远端横纹线中指根部出现此纹，患病的危险性更大。

◎**十字纹**：两条短褶纹相交成直角的纹理，包括"+"和"×"型纹等。此纹出现的位置往往就是对应脏器发生病变的提示，例如，在中指指根下方出现两个"+"型纹，则意味着容易因心脏供血不足而晕厥。

◎**岛纹**：一条褶纹分叉后再度相交而成，或由一条褶纹相互交叉围成，通常是脑神经系统病变的表现，如头痛、头晕等。

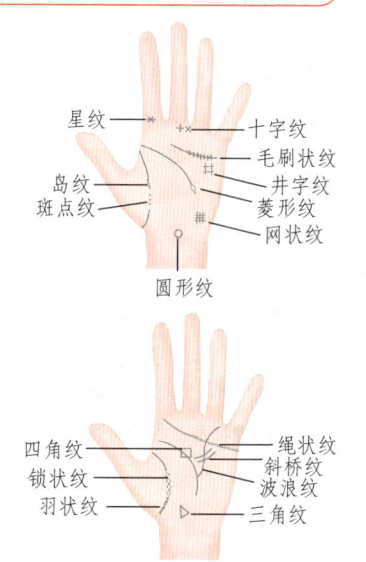

◎**三角形纹**：由三条短褶纹构成，呈三角状，多反映脑血管病的情况。

◎**四角纹**：由四条短的褶纹围成，是机体衰退的标志。例如，四角纹出现在大鱼际线末端，说明该患者曾患有外伤或动过手术；四角纹出现在放纵线上，表明生活的不良嗜好加重。

◎**网状纹**：由多条横竖的短纹构成，呈网状，是病情加重和内分泌、生殖系统病症的体现。

◎**斜桥纹**：在大鱼际线与远端横纹线之间斜向延伸的短纹，多为心脏功能发生异常的表现。

◎**羽状纹**：一种形态像羽毛状的细小掌纹，不同位置提示的疾病也不同。例如，在大鱼际线末端出现羽状纹，是便秘症状的体现；在远端横纹线出现羽状纹，则表现心功能衰弱。

◎**毛刷状纹**：形如整齐的毛刷状的小掌纹，多为心脏功能、呼吸系统患病的不良迹象。

◎**井字纹**：四条短褶纹构成的掌纹，形状为"井"字，多为慢性炎症的标志。

◎**圆形纹**：一条短褶纹围成一个圆圈的符号，是身体患慢性疾病的表现，且病情较为严重。

◎**斑点纹**：在手掌的不同部位上出现的黑褐色的呈点状或块状的纹理，多提示患有肿瘤的信息。

◎**锁链状纹**：一连串小形岛纹构成的锁链状纹，多表示患者幼年时期呼吸功能弱、心脏功能弱等。

◎**绳状纹**：形如绳子的小细纹，是体质不好的表现，如过敏性体质。

◎**危重病变符号**：提示身体已经发生或正在发生某种严重病症信息的纹理。例如：断裂纹，即在主线断裂或在主线上出现大小不等的交叉、重叠的断口；或出现形如"○""◇""*"这三种符号组合而成的符号。断裂纹多表现为机体内潜藏着疾病的信息，从中可以预测出某种疾病发生的大致时间。

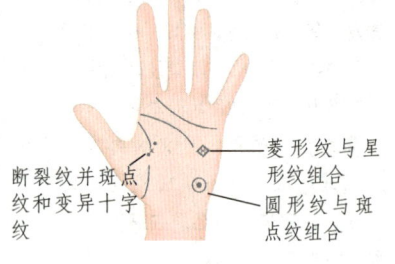

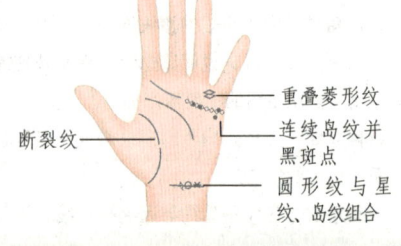

- 断裂纹并斑点纹和变异十字纹
- 菱形纹与星形纹组合
- 圆形纹与斑点纹组合

- 断裂纹
- 重叠菱形纹
- 连续岛纹并黑斑点
- 圆形纹与星纹、岛纹组合

第二节 观指甲诊病

人体的指甲甲根位置上分布着28个穴位，与阴阳经络和五脏六腑有着很密切的联系。因此，指甲就像一面"镜子"，能够清晰地反映出人体健康状况，还能准确地判断出人体机能发生病变的情况。

指甲是手指第一节背侧上的一片角质结构，一般长10～15毫米、宽10～17毫米、厚0.3～0.37毫米。主要结构包括透明无色的甲板、甲板底下的甲床、指甲与指上皮肤相邻的甲沟、指甲末端的甲游离缘及甲根和甲半月弧。一般情况下，一个外表红润光泽、坚韧且略显弧形、甲板上没有明显的纵纹或横沟的指甲均属正常性质。反之则为不正常的指甲，可能隐藏着某种病变（见右图）。

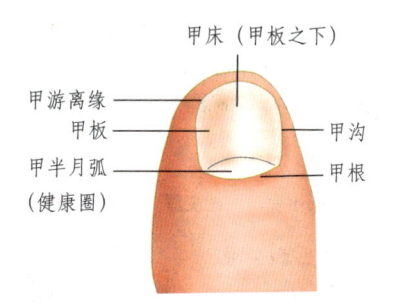

甲床（甲板之下）
甲游离缘
甲板
甲沟
甲半月弧
（健康圈）
甲根

指甲的颜色

□白色

◎**全白**：气血不足的人指甲多呈现苍白或惨白色，患者多有贫血或营养不良等症状，月经过多的经期女性也会有类似的情况。若指甲不仅白，还出现无光华或软萎现象，则多是肝或脾有问题。一个患有出血病患者的指甲多为蜡色，而脾胃虚寒的患者指甲苍白且指甲肉消瘦。

◎**点状白**：指甲甲板出现1个或数个白点，这种情况经常出现在缺钙人群、体内有寄生虫者、习惯性便秘者、神经质或体力透支者身上。

◎**线状白**：一般情况下，肝硬化、心肌梗死、铅中毒、肾炎、低蛋白血症等患者的指甲上会有两条横向延伸的白色线条，并与甲半月弧平行或基本平行。

红色

◎**深红或紫红**：表明心脏供血不好，甚至有可能是脑血栓前兆。
◎**鲜红**：表明有皮肤病，如荨麻疹、湿疹等。
◎**粉红或红色**：指甲端呈现粉红或红色，而甲根部的一半是玻璃白色，多为慢性肾衰竭的表现。
◎**深红色**：指甲前端出现深红色条状，是胃炎、心脏瓣膜病变的表现。

黑色

甲板下或指甲边缘甲沟显黑色，说明被绿脓杆菌感染；指甲显黑色，属于内分泌疾病；在手部大拇指和脚部大拇指的指甲上出现一片片如雀斑状的黑色、褐色，同时指甲周围也出现黑色或褐色斑点，多半是癌症的迹象。

黄色

指甲变黄同时变厚，提示患有肝病、胡萝卜素血症等。

青色和紫色

如果指甲出现青色或紫色，表明是由腹痛、腹胀引起的急症或先天性心脏病等病症。

蓝色

指甲直接呈现蓝色，多半是白喉、急性肠道传染性疾病、药物中毒或过敏性症状的体现。

指甲的形态

指甲的大小

正常人的指甲大小应占指甲本指节的1/2。如果指甲大于本指节的一半，就是"大指甲"，多半患有支气管炎。若指甲的大小没有超过本指节的一半，即为小指甲，容易患头痛等病症。

指甲的薄厚

正常人的指甲应该是红润且有弹性的。如果一个人的指甲非常薄，这是营养不良的表现；如果一个人长得消瘦，指甲却长得很厚，多半患有高血压等病症。

指甲甲板的纵嵴

纵嵴是指甲甲板上数条明显的纵线形成的状如脊形的纹路，一般意味着身体出现衰老的迹象，表现为体力透支（如身心疲劳综合征）、神经衰弱、免疫功能减退（如上呼吸道感染、支气管炎）等病症。

指甲纵沟和横沟

◎ **指甲纵沟**：由深浅不等的纵纹组成，表明患有糖尿病等内分泌疾病及银屑病、类风湿性关节炎等免疫系统疾病。

◎ **指甲横沟**：由凹陷几毫米的横纹组成，表明患有伤寒、猩红热、糖尿病、药物中毒等疾病。

指甲的半月弧

半月弧位于指甲最接近指甲背甲根处，呈现为明显的纯白色，通常被称为健康圈。

一般情况下，正常的半月弧大小为整个指甲的2/5。半月弧大于整个指甲的3/5以上者，均是高血压家族遗传病症患者。如果十个指甲无白色半月弧或半月弧极小，则是低血压或血压偏低信号的提示。

◎ **半月弧过大**：半月弧超过正常半月弧的标准或半月弧突然变大，则表明有高血压、脑中风病症的先兆。

◎ **半月弧过小**：半月弧小于正常大小标准或半月弧不明显，则是脑软化、胃溃疡、十二指肠溃疡等病症的表现。

◎**没有半月弧**：十个手指甲一般都应该具有半月弧，出现个别没有的现象也不足为奇，但是一旦十个手指甲都没有半月弧，则多半是贫血、神经衰弱、低血压等症状的反映。

◎**半月弧偏斜不正**：半月弧的形状一旦不正常或出现偏斜不正的现象，并呈现出粉红色，则表明体力消耗过大或营养吸收不好，从而导致机体抵抗力下降。

◎**半月弧的颜色异常**：月弧颜色一旦变为蓝色，大部分是心脏病、风湿性关节炎等疾病的表现，而转变为淡红色或淡白色，则多为贫血症状的不良反应。

甲面的纹路

中医认为，一般35岁以上者的十个指甲的甲面出现纵细条纹，属正常现象。一旦出现以下状况，则应该被视为不正常现象。

◎大拇指指甲表面有一条低于甲面的褐色纵线纹路，这是反映脑动脉硬化的信号。

◎大拇指指甲表面若有一条高出甲面的褐色纵线纹路，则是反映高血压、心绞痛的信号。

◎食指指甲表面有一条不凸起的褐色纵线纹，多为支气管炎的表现。

◎无名指指甲表面有一条凸起的纵线纹，多是胆囊疾病的表现。

◎小指指甲表面有一条凸起的纵线纹，多是暗示消化系统出现病变。

指甲的斑点

◎指甲上出现瘀黑斑点时，是脑部血液循环发生障碍的前兆。一般右手指甲出现斑点，表示左脑有问题；左手指甲有斑点，则表示右脑有问题。

◎指甲板上如果出现1个或数个小白点，成年人多为肝功能代谢受损或性功能低下等病症；儿童则多为肠胃积滞、消化不良或缺钙等病症。如果出现点状白点，则多为习惯性便秘、肠胃紊乱等病症的先兆。

第三节　观掌色诊病

手掌，尤其是掌色，与个人身体健康状况息息相关。中医非常讲求利用内脏与掌色对应的关系，再依据相应掌区的颜色、形态变化来诊断疾病和了解机体健康状况。严格地说，掌色是由气、色、形态三部分构成的。其中，色是气、色、形态三者中的核心部分。古人云："气、色之道精深，不容率意；脏腑之情蕴奥，安可粗心。"望诊中的气、色、形态，是手诊中较难掌握的，所以初学者应该多实践，多总结。

望气

"气"指的是体内脏腑的元气，也包括经络里的气，比如肺气、肾气、脾气、胃气等。具体运用到手诊操作中，观察"气"就是观察手掌、手背皮肤的光泽。一般而言，皮肤明亮有光泽称之为有"气"，表示机体健康，即使患病，病情也较轻，且容易治愈；皮肤晦暗枯燥则称之为无"气"，表示身体不健康或有病变状态，且久病难愈。如果一个人的手部肤色暗淡无光且干枯燥热，则很有可能是癌症的征兆。

观色

"色"指的是手心、手背的颜色，分为善色和病色两种。善色就是健康色，颜色呈淡红色或粉红色，且具有明润的光泽。所有不属于健康之色的颜色皆属于病色。手掌呈现的病色分为白、红、黄、青、黑，分别代表人体的"五脏"，即所谓的"五脏五色"——"青色"代表肝，"赤色"代表心，"白色"代表肺，"黄色"代表脾，"黑色"代表肾。凡是手心或手背出现这五种颜色的，均为相对脏腑疾病的征兆，并且不同的颜色代表着不同性质的病症。

□ 白色

整双手的掌色呈现白色表示脏腑出现寒证、虚证和炎症。

◎**寒证**：即脾寒、风寒等症。比如手掌的脾区呈现白色，很可能是因为吃生冷食物而导致的脾胃不适或腹泻。

◎**虚证**：一般分为因失血过多造成的"血虚"和因正气消耗造成的"阴气虚"。一旦患者的手掌肾区显示白色，则该患者的肾脏功能可能不好，身体的抵抗力差、怕冷，甚至出现尿频尿急的症状。

◎**炎症**：炎症症状多表现为手掌局部出现很多白点或白斑。比如，手掌肺区出现大量白点，意味着肺部出现了严重的炎症。

□ 黄色

整双手的掌色呈现黄色则表示有湿证、慢性炎症。湿证一般是指消化系统出现的病症。如肝、胆、肠等脏腑的炎症就是湿证的一种。根据颜色深浅程度的不同，对应的病症一般分为急性和慢性炎症。比如：急性肝炎或黄疸者的皮肤、手均会呈现黄色；慢性肝炎则表现得不太明显，但手掌肝区的色泽则呈现为淡黄色、暗淡无光。如果机体患了慢性病，手掌一般会呈黄色或出现老茧，如在胃区出现黄色老茧状的硬块，则可能表示患慢性胃炎或消耗性的疾病。

□ 红色

红色也称赤色，按照颜色深浅程度的不同，一般可以分为浅红、深红、鲜红、暗红、棕红、紫红等。颜色深浅的不同反映着不同机体的病理情况。

◎**浅红色**：手掌某脏器部位出现浅红色，则表明机体发低热，该

观察手掌的颜色可以诊断疾病

脏器功能减弱，并处于发病的初级阶段。如在手掌的心脏区呈现浅红色，则提示心功能较差。

◎**深红色**：一旦浅红色变为深红色，则表示病情加重。如在肺区出现深红色，则表示肺部感染极为严重。

◎**鲜红色**：手掌某脏器部位出现鲜红色，则表示该脏器正在出血。如果在胃区出现鲜红斑点，说明胃部正在出血；如果在肝区、大小鱼际出现颜色较暗的小红斑点，即为"朱砂痣"的表现，这是肝硬化的特殊掌色。

◎**暗红色**：患者有过某病症的患病史，或者患病时间较长，该病症对应的手部脏器位置就会出现暗红色的斑点或斑块等。

◎**棕红色**：手掌某部位出现棕红色的斑点或斑块，表示患者手术切口的愈合程度和止血情况不是很好。

◎**紫红色**：手掌某部位出现紫红色的斑点或斑块，多表示气血循行瘀滞，但程度较轻。

青色

◎**表示气血瘀滞**：当人的情绪发泄不出来时，易导致肝郁气滞，使肝区出现青色，这就是气血循环瘀阻的表现。

◎**表示器官疼痛**：一般某个器官区出现青色，则表示该器官因为受凉而引起强烈的疼痛和功能障碍。

黑色

◎表示曾患过重病或正处于长期服药中。

◎表示生理性衰老。手背上出现黑褐色的斑点，为机体功能衰竭的表现。

◎表示肿瘤病变。当全掌晦暗无光泽，且在手掌全息定位上发现黑色、凸起、边缘不清的斑点时，就要考虑癌症病变的情况。

看形

"形"即掌上细微的凸、凹、疏、淡与浓、密形态的变化，多为气、色在手掌上显露的视觉形象和状态。通过对它的仔细观察再结合气、色，就可以更加准确地诊断疾病了。

▢ 凹凸

凹是指手诊区域中较周围皮肤凹陷的点状、斑状的形态，凸是指手诊区域内较周围皮肤凸起的点状、斑状的形态。手掌上的某一区域内，有较周围皮肤凹陷的点状形态，一般表示脏腑萎缩或其功能减退，抑或脏腑切除手术后留下的疤痕标记。手掌上的某一区域内，有较周围皮肤凸起的点状形态，一般表示脏器增生、肥大等。例如，手掌小鱼际和小指边缘肌肉下陷，多见于慢性腹泻或慢性痢疾患者。

▢ 疏密

疏是指手掌上的气、色、形态浅淡且稀少，密是指手掌上的气、色、形态深重且密度大，手掌上的浅静脉扭曲、膨大等。一般地，疏淡代表气、血虚亏或不足，机体正处于恢复状态；浓密则表示病情不断加重，或病情较重。

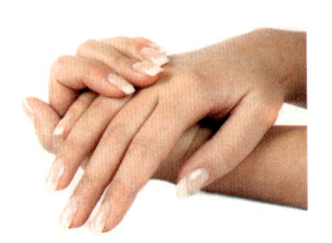

观察手掌的形态可以诊断疾病

国医小课堂

简单的手部按摩方法

按摩手部时，可以用大拇指找准穴位和压痛点，顺时针按揉15分钟，直至发热；也可以把手掌来回搓热后，再按摩手上的具体穴位，还可以用木头滚轴、保健球等来刺激手掌穴位。切记，按摩前最好先洗手，再擦点护肤品，以起到润滑的作用；按摩后最好饮一两杯温清水，促进新陈代谢。

第四节　常见病手诊

□ 心血管系统疾病

冠心病

◎天纹与人纹线之间呈现出一条斜桥纹（见图①）。
◎在大鱼际心脏区位置上，出现青紫色或鲜红色、褐色、黑色的斑点。
◎手掌皮肤表面有个别凸出的疣状点。
◎大拇指的指甲越来越厚，颜色越来越黄。
◎拇指指关节横纹处出现锁链纹。
◎大鱼际线尾端有岛纹，或干扰线切过。

先天性心脏病

◎手掌的小静脉变粗，清晰地呈现在手掌中。
◎手掌的大鱼际区饱满厚实。
◎手指粗壮，被称为"杵状指"。
◎手掌的天纹线出现断裂或呈锁链状。
◎天纹线被许多短的纵向延伸的障碍线切断穿过（见图②）。

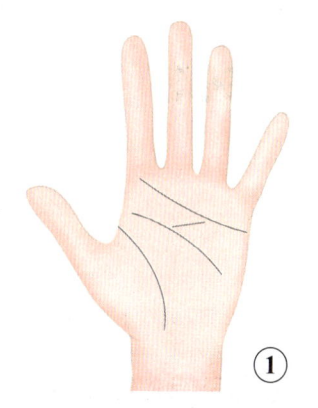

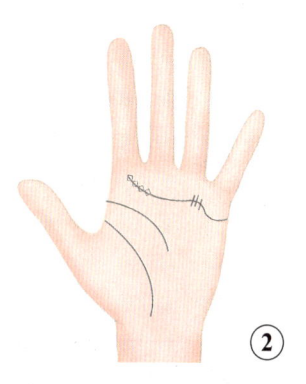

◎天纹线颜色淡，基本看不清楚，或呈现淡浅的上下起伏的波浪状。

风湿性心脏病

◎大鱼际心脏区的二尖瓣区出现暗暗的青色斑点。
◎大鱼际风湿区颜色呈现淡淡的青色。
◎天纹与人纹线之间出现一条不规则的斜桥纹线。
◎拇指根部青筋暴胀，粗壮可见，且呈现一个形如"米"字的细纹。
◎生命线或大鱼际线末端可见一条或数条干扰线穿过。

心律不齐

◎手掌大鱼际心脏区变红。
◎手掌大鱼际心律区呈现青紫色或暗红色，前者代表心动过缓，后者说明心动过速，均为不正常心跳反应。
◎手掌心脏区上的小静脉显露出来，说明小静脉开始曲张，这是心脏传导阻滞、心肌供血不足的表现。
◎天纹线与人纹线之间有长短不一的障碍线与之相连。

国医小课堂

冠心病的食疗

◎冬虫夏草烘干后，研细末，每次服用0.5克，每日1次，连服2周，能够改善冠心病所致的胸闷、心痛、心律失常等症状。
◎佛手酒：佛手（切片）300克、白酒2000克，将佛手片放入白酒中浸泡1个月后饮用。
◎红花檀香茶：红花5克、白檀香3克，用沸水冲泡，代茶饮，每日1剂，每剂冲泡3～5次，适用于冠心病、心绞痛、心肌梗死（缓解期）。

脑血管及脑神经系统疾病

高血压

◎人纹、天纹、地纹的三大主掌纹线都呈现暗沉的干红色。
◎手掌的高血压区变为暗红色、白色、黄色等，还可以清楚地看见高血压区凸起的小斑点或小斑块，形状不规则。
◎按压或者触碰阳溪穴，有明显的压痛感或胀痛感。
◎食指下方隆起处，即木星丘呈现鲜明的红色。
◎手掌大鱼际区高高隆起，为鲜红色，但黯淡无光。
◎中指靠近拇指的一侧出现一连串颜色泛白的小斑点。

低血压

◎手掌瘦小而修长，三大主要掌纹变得又淡又浅。
◎整个手掌的颜色呈一片苍白或惨白色。
◎双手的十个指甲也呈现一片苍白色，严重者无半月弧。
◎手掌低血压区出现一个或数个清晰可见的白色斑点。

脑溢血

◎手掌中的第一脑血管区出现比脑血栓手征中边缘更不规则、斑点颜色更鲜红的小斑点，呈现一种将要或已经出血的迹象。
◎褐色的小圆斑点出现在天纹、地纹、人纹三大掌纹中，明显压住了这三大主掌纹线，使得三大主掌纹线呈现褐色的假象，这说明脑部有出血的迹象（见图①）。
◎食指根掌丘的色泽呈深红色。

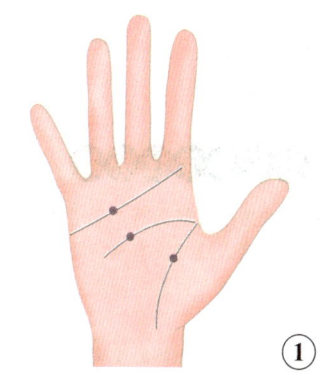

①

◎在一定时间内，拇指指甲上的半月弧突然增大，且明显超过指甲长度的1/3。

脑血栓

◎手掌中的第一脑血管区出现一块块不规则的、较深的暗青色小圆斑点。
◎手掌上的第二头脑区颜色鲜红。
◎双手十指时常出现麻痹的感觉，并伴有头晕目眩等不良症状。
◎整个手部还会出现与高血脂、高血黏稠度等病症相同的掌纹。

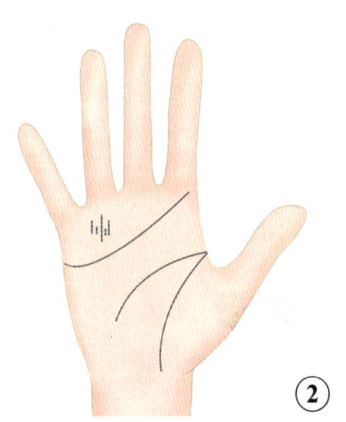

②

神经衰弱

◎无名指根部的隆起处，即太阳丘处，出现许多纵向无规则延伸的小细纹（见图②）。
◎人纹线颜色逐渐变淡，已经基本不能看清楚。
◎一连串小白点出现在手掌中的头区和失眠区之间。

神经血管性头痛

◎人纹线中间被切断，变得断断续续，或者人纹线没有被切断，依旧是连续着的，但是中间出现了岛纹链（见图③）。
◎手掌头区的小静脉变得粗壮，且

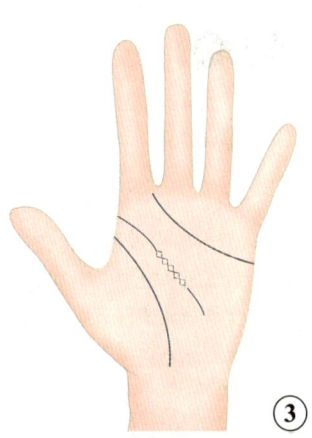

③

高高凸起，色泽上多为暗青色。
◎整个手的形状既短小又粗壮，且手的柔软性明显降低，变得越来越硬。

头晕

◎双手手掌除了天纹、地纹、人纹三大主掌纹之外，出现了许多杂乱无章且长短粗细不一致的小细纹（见图④）。
◎手掌头晕区色泽黯淡。
◎中指第二指中部有明显的黄褐色老茧。

④

癫痫

◎人纹线又短又小，基本不会超过掌中线，甚至没有人纹线或人纹线由又细又浅的岛纹组成。
◎无名指根部的隆起处，即太阳丘下面呈现一清晰的犹如阿拉伯数字"8"的纹路，这个"8"可以是规则的，也可以是不规则的（见图⑤）。
◎地纹线尾端靠手掌外面一侧有一条或两条小掌纹显现，一直延伸到月丘。

⑤

脑损伤综合征

◎曾经有过脑外伤经历的人都会在人纹线上有所呈现并标记，或呈波浪状，或断断续续，更有甚者，人纹线直接断裂。
◎人纹线及手掌头颈区呈现出色泽浓重的黑褐色小圆斑点（见图⑥）。

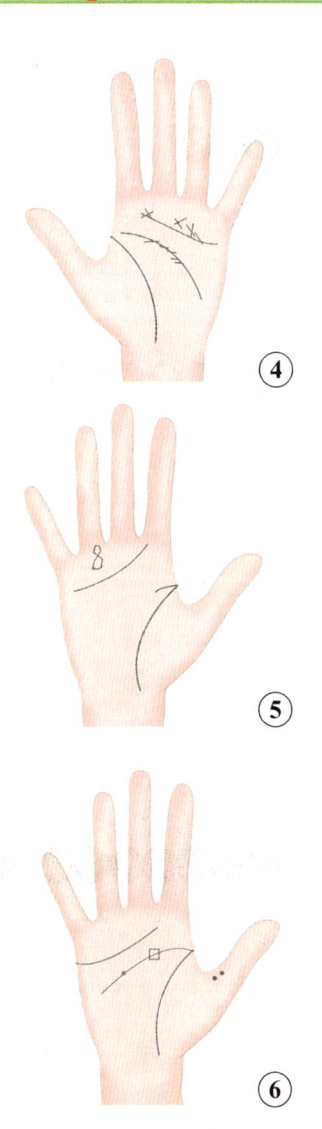

⑥

□ 内分泌系统疾病

糖尿病

◎深深的暗红色瘀斑出现在手掌糖尿病区上。
◎地纹的分支线又细又长，一直延伸到小鱼际区。
◎小鱼际区呈现出一些杂乱无章的网格子状的细纹。
◎太阳纹上出现类似菱形状的小细纹（见图①）。

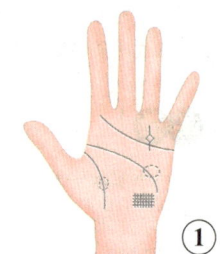

①

甲状腺机能亢进

◎天纹与人纹线之间有许多杂乱无章的小细纹向各个方向延伸。
◎不健康线颜色较深，线条变粗。
◎人纹与地纹的起始处的距离超过0.5厘米，且人纹和地纹的两个起始处都出现了一大片杂乱的岛纹。
◎离位处高高凸起红色的斑块，坎位处深深地凹陷，且色泽为苍白色。
◎大拇指第二节桡侧出现一块块凸起的小斑点。
◎手掌的甲状腺区呈现一些类似英文字母"n"的细纹，细纹中还有明显凸起的斑点（见图②）。

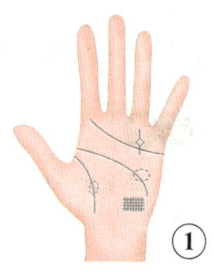

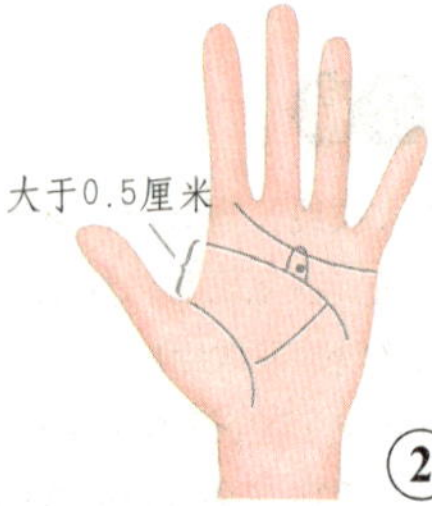

大于0.5厘米

②

内分泌紊乱导致闭经

◎地纹线向乾位延伸，乾位出现大量的干扰线。
◎整个手掌呈红色或手掌大面积呈红色。
◎性线短小，或者明显呈现弯曲延伸的曲线（见图③）。
◎手掌生殖区视觉饱满，明显有凸起的形态，或者呈现萎缩晦暗的形态。

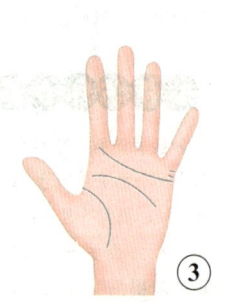

③

□ 消化系统疾病

食道炎

◎食道区呈现"#"状的小细纹（见图①）。
◎手掌中高高凸起深红色或黄色的犹如老茧一样的斑点。

食道息肉

手掌食道区出现明显的暗青色的小斑点（见图②）。

胃病

◎大拇指下的皮肤粗糙，伴有椭圆形状的暗红色小斑点，说明胃肠功能差；如果皮肤的暗红色呈现得较为清晰，则是胃病症状明显的表现（见图③）。
◎中指根甲根部有红色的小斑块凸起，还生有许多小细条纹。
◎掌心有许多杂乱的小细纹，有些甚至看不清楚（见图④）。
◎胃区呈现的状态不同，则所得胃病的性质完全不同。胃区呈凹陷状，色泽为淡白色，则为胃寒症。胃区如果呈现红白相间的颜色，则为胃胀症。胃区如果呈现鲜红色，则为胃

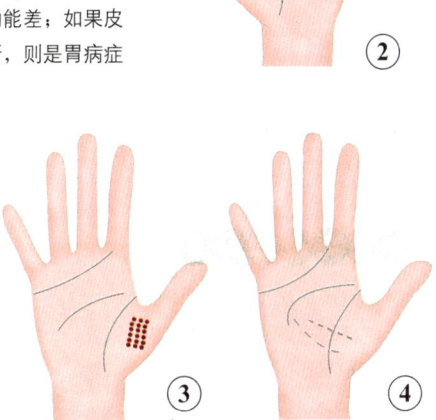

疼症。胃区如果呈现咖啡色，说明患者有过胃出血的经历。胃区出现凹隐形状，且色泽暗青，则是萎缩性胃炎的表现。

◎人纹与地纹线上有一条明显的障碍线穿过，但无切断的痕迹。

◎人纹线短小，不健康线相当清晰。

◎大拇指丘的下半部纹理杂乱无章。

十二指肠溃疡疾病

◎手掌大鱼际区的艮宫与震宫之间出现很深的褶皱。

◎手掌十二指肠区有清晰可见的不规则白色斑点。

◎手掌胃区有许多不规则的暗红色小斑点凸起，这是明显的陈旧性溃疡病的表现（见图⑤）。

◎手掌肝区出现针尖大小的灰黑色小点（见图⑥）。

胆囊炎与胆结石

◎手掌胆囊区出现一个个深红色或白色的小斑点，且呈不规则、无序状态（见图⑦）。

◎胆结石区有沙石形状的凸起，并呈现红白相间的色泽。

◎按压肝穴时，有明显的压痛感和胀痛感。

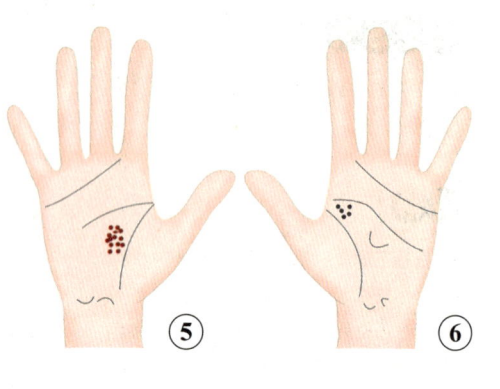

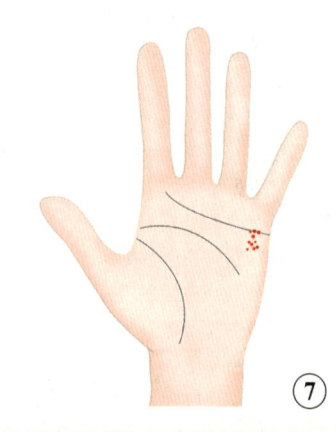

◎全手掌呈现干红色，且有许多不规则的小细纹。
◎手掌肝区呈现的颜色不同，其代表的症状也不同。一般地，如果肝区呈现暗黑色，胆囊部位则出现胁刺痛感；如果肝区发白或发红，则为胁胀痛感。
◎手掌胆区出现清晰可见的白亮点，且高高凸起，则为胆结石的症状。
◎手掌人纹线尾端断裂或呈现明亮的小白点。

胆囊息肉与肝囊肿

◎手掌上的肝区和胆囊区有明显的暗红色或暗黑色的小斑点凸起（见图⑧）。
◎胆囊息肉在胆结石区有"⊗"形状的细纹，这是合并炎症的明显暗示。
◎在太阳丘周围不远处有明显的岛纹出现，这是肝囊肿病症的表现（见图⑨）。

慢性肝炎

◎天纹、地纹、人纹三大主掌纹的中间均有明显的锯齿状，基本呈现明显的小波浪状纹路。
◎手掌肝区有明显的不规则的斑点，均为暗红色或紫红色（见图⑩）。
◎手掌呈现灰黑色，且皮肤较常人更加干燥。
◎第二、三指区色泽灰暗，毫无亮色。

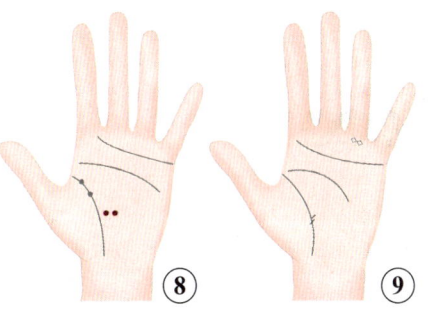

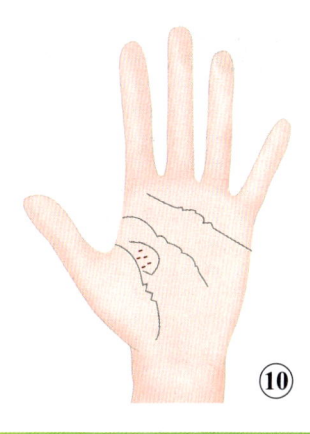

◎轻轻按压肝穴时,有明显的压痛感和胀痛感。

急性肝炎

◎整双手均呈现橘黄色。
◎手掌肝区呈现青暗色或红中带白色。
◎手掌肝区有明显的形状不规则的三角形或岛状的细纹,且颜色较淡。
◎手掌天纹和地纹线上有数条向各个方向延伸的干扰纹。
◎指甲表面有许多白色的干枯的小圆点,形状不规则,有些甚至出现串珠状的凸起。

肝硬化

◎无名指的颜色呈紫红色,且无光泽。
◎手掌的大、小鱼际区有明显的瘀斑,基本呈暗红色或暗紫色。
◎手掌肝、肾、脾、生殖区都比较平滑,且呈现一片惨白色。
◎按压肝穴时,有明显的压痛感和胀痛感。
◎手掌肝区的小静脉浅且微微曲张,有变粗壮的迹象。

脂肪肝

◎手掌肝区有明显的斑点出现,分别为青、红、白点,且杂乱无章地相间存在。
◎双手手掌丰满,十指间无漏缝,且色泽鲜红或呈现红白相间的颜色和状态。
◎无名指根部的隆起处,即太阳丘处出现一个类似"米"字形状的细纹(见图⑪)。

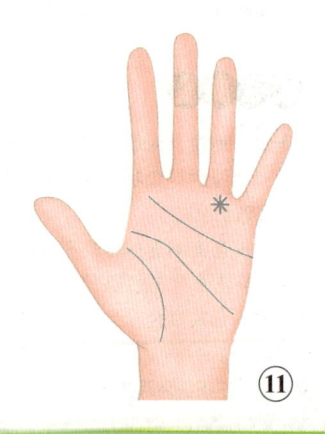

⑪

小肠炎

◎手掌小肠区有明显的一条条链状的细纹，甚至有断裂的小细纹（见图⑫）。

◎手掌小肠区呈现红白相间的颜色或状态，并且杂乱无章地交错。

◎手掌第二结肠区呈现一片黯淡的青紫色。

◎手掌结肠区有许多小斑点，多为深红色（见图⑬）。

◎手掌大鱼际桡侧呈现暗沉的青色，小鱼际区则有横向延伸的小细纹，颜色较浅，且毫无规则地排列。

慢性结肠炎

◎手掌结肠区出现类似"米"字、"U"形或菱形等形状的杂乱的小细纹（见图⑭）。

◎手掌有很多脂肪堆积，在小鱼际内侧有很多短小的横纹出现，且杂乱无章。

◎十个手指并拢，有明显的漏缝现象。

◎靠近小鱼际外侧有很多短小的横纹出现，这种情况多为泻性结肠炎的症状。

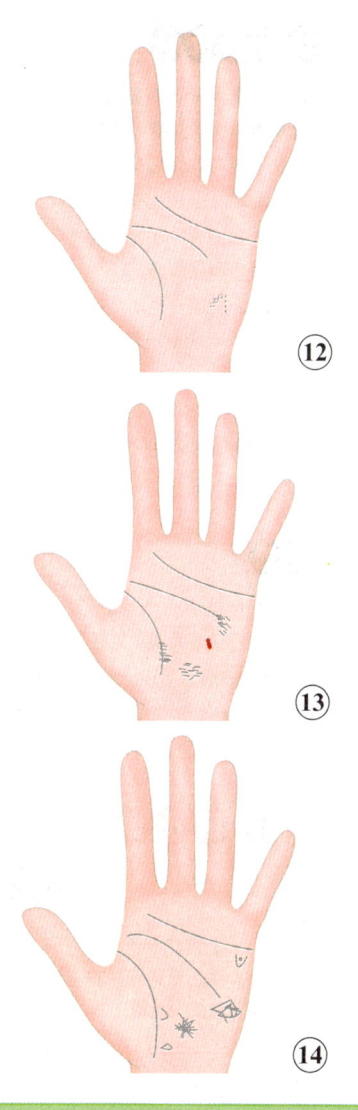

顽固性便秘

◎双手全掌均呈现明显的干红色，2～5个指掌的侧面明显暴露出粗胀的青筋。
◎地纹下端有许多偏向一侧的小分支，且杂乱无章（见图⑮）。
◎按压手背的食、中指连接处时，有明显的压痛感和胀痛感。
◎手掌脾区呈现一个明显的凹陷形状。
◎手掌大鱼际区呈暗青或暗黑色，且静脉曲张。
◎个别手指节的青筋暴胀。
◎手掌小鱼际区呈暗青色，还出现了很多短小的横纹，一直延伸至食指下方。

痔疮

◎手掌直肠区有一个类似"∧"形状的小细纹，且清晰可见（见图⑯）。
◎拇指尖端的侧面呈现出青紫色或黄色。
◎手掌地丘处有明显纵向排列的小岛纹，这是痔疮持续时间较久的暗示。

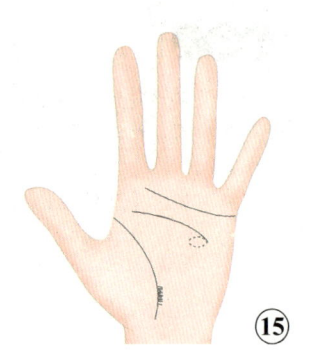

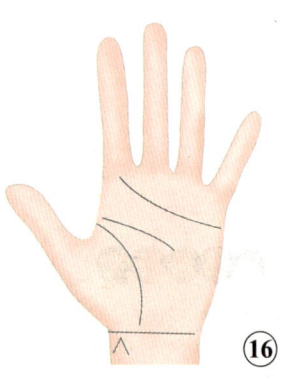

国医小课堂

如何防治便秘

要注意饮食的量，只有足够的量才足以刺激肠的蠕动，使粪便正常通行并排出体外，特别是早饭要吃饱。并且要注意饮食的质，主食不要太过精细，要吃些粗粮和杂粮。

呼吸系统疾病

慢性咽炎

◎手掌的第一咽喉区有明显的斑块，呈深黄色，且坚硬厚实。
◎手掌的第二咽喉区有明显的凸起，呈深深的暗红色。
◎双手的无名指指甲上端呈暗沉的深红色。
◎手掌肺区的天纹线上有连续的岛纹，表明病情较为严重（见图①）。

第一咽喉区
第二咽喉区

①

过敏性鼻炎

◎手掌的金星纹非常短小，并且金星纹处有断断续续的斑点。
◎手掌鼻区有深黄色的老茧凸起，或者是黄色的皮肤斑隆起。
◎人纹与地纹构成一个大写英文字母"A"字形状，清晰可见（见图②）。

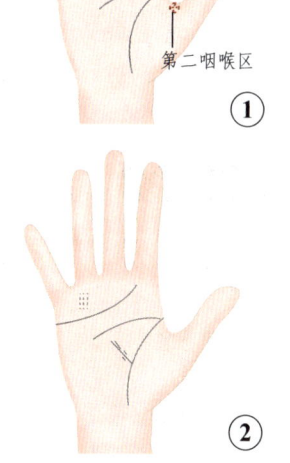

②

支气管扩张

◎手掌支气管区有许多斑点，呈明显的黑褐色，是病情严重的体现。
◎手掌肺区有许多小细纹，均纵向延伸。
◎手掌肺区的下端胸部处有一个明显的大写英文字母"U"形状的细纹。
◎手掌肾区和大肠区有许多杂乱无章的细纹，均呈凹陷状。

慢性支气管炎

◎无名指指甲上有明显的一条横沟。

◎手掌支气管区有许多斑点和凸起斑块，斑点呈深红色，而斑块呈白中带黄的颜色。
◎手掌支气管区有许多小细纹，且长短不一致（见图③）。

肺结核

◎手掌肺区有形态似老茧的黄斑，且颜色较深，硬度较大。
◎手掌肺区呈深沉的灰暗色，局部还呈现出一片凸起或凹陷的状态。
◎手掌肺区有一个或数个圆形的小斑点，呈现白色或白红相间的颜色。
◎天纹在太阳丘下有一个形态类似小写英文字母"n"形状的细纹。

肺部感染

◎手掌肺区有诸多斑点，多数呈现明显的红白相间的颜色。
◎手掌脾、胃区有许多杂乱无章的小细纹，色泽黯淡。同时有明显的高血脂和肝火过旺的掌部特征。
◎手掌心区呈现厚重的青紫色，肺区则为红色。
◎小指、无名指青筋微微曲张，明显地浮露出来。

上呼吸道感染

◎金星纹非常短小。
◎地纹与人纹明显呈现出一个大写英文字母"A"字形的细纹。
◎手掌的鼻区、支气管区、肺区有明显的白色小斑点，并有许多杂乱无章的小细纹。
◎手掌中的大鱼际、脾胃区的颜色均为暗青色（见图④）。

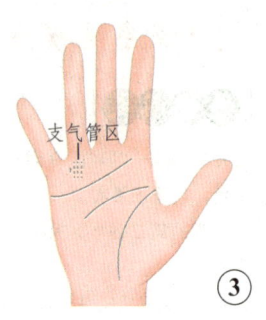

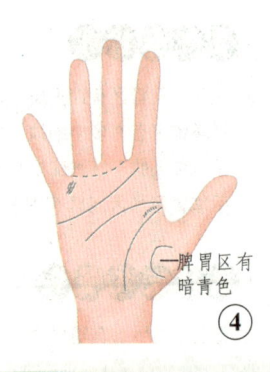

☐ 泌尿系统及男性疾病

肾炎

◎整个手掌的颜色比较黯淡。
◎手掌的第一肾区有些许小斑点，呈白色或深红色。
◎指甲的尖端有红色的斑点，而根部则有明显的白色斑点。
◎手掌小鱼际区有许多杂乱无章的小细纹，且有许多小斑点，呈褐色（见图①）。
◎地纹线尾端处明显显现出不规则的小方形纹。
◎小指下方的掌面位置呈青色或浅白色。
◎天纹线细长，贯穿手掌面的左右两边。

尿毒症

◎指甲根部的一半呈现明显的白色，而指端的一半则呈现粉红色。
◎十指的指甲上都有两条横向贯穿的线，并呈现白色。
◎手掌的肝区呈现一片白色或深红色。
◎手掌的小鱼际区、中指根部有轻度的浮肿。
◎肾区有乱纹（见图②）。

泌尿系统结石

◎在手掌的肾、膀胱和输尿管区部位均有明显的凸起，且都呈白色，甚至

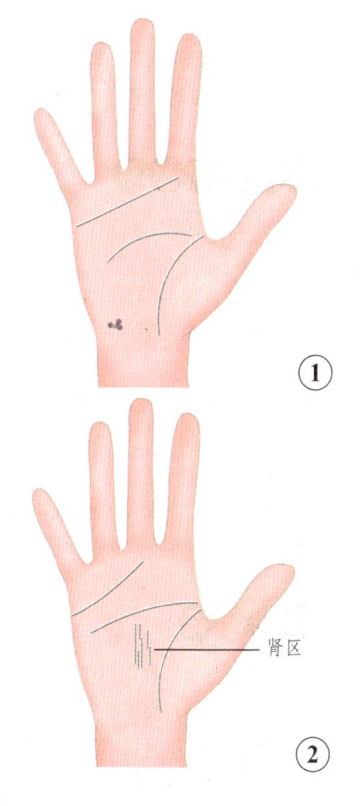

局部还有断纹出现。

◎手掌处有许多白色的凸起，一旦白色凸起变为深红色凸起，则可能是血尿的症状。

◎无名指指甲的尺侧和小指指甲中有明显的小斑块，呈暗红色。

◎手掌地纹线较短，只有正常长度的2/3。

泌尿系统感染

◎手掌的肾、膀胱、输尿管三个部位都有明显的斑点凸起，而且呈明显的白色。

◎小指根部隆起的部位，即水星丘有许多小细纹杂乱无章地显露，非常明显（见图③）。

◎手掌中的坤、坎位密集地遍布形如汉字"川"和"十"的纹路，还有断续的岛纹。

◎性线比较长，一直延伸到天纹线之上。

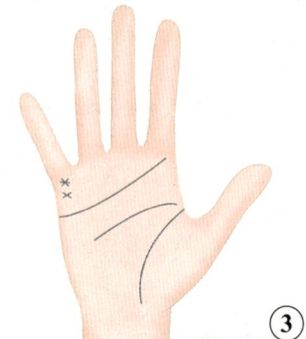

③

前列腺炎

◎手掌前列腺区有许多小斑点出现，且呈现白色或深红色，这是慢性前列腺炎症状的体现；如果是急性前列腺炎，小斑点的颜色则为鲜红色。

◎手掌的前列腺区呈现凹陷状，说明患者病史较长。

◎地纹线尾端出现比较大的呈鼓起状的岛纹。

◎小指下方的掌面出现小斑块，且呈凹陷状。

◎小指下方位置出现类似汉字"米"字形状的细纹符号。

前列腺肥大

◎手掌的前列腺生殖区有很多细纹，且呈现明显的"米"字形状，这是前列腺炎引起肥大症状的表现（见图④）。
◎手掌的前列腺生殖区有明显的凸起迹象。
◎手掌中的坤位密集地遍布形如汉字"川"和"米"字的小岛纹。
◎性线较为明显，颜色较深。
◎有许多障碍纹或干扰纹从地纹的尾端穿过或切过。

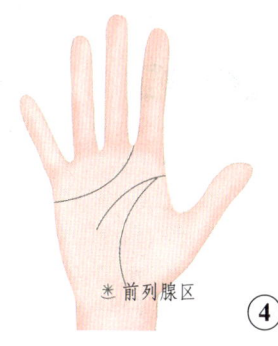

※前列腺区

④

男性性功能障碍

◎小指根部隆起的部位，即水星丘的第二生殖区呈现明显的苍白色。
◎地纹线与大拇指下端边缘包围的地带，即金星丘呈低平状态。
◎手掌坎起呈凹陷状态，且呈现苍白色。
◎小指短而小，向一侧弯曲。
◎按压手掌的肝穴和肾穴时，有明显的压痛感和胀痛感。

生殖器外伤性损伤

性线上有明显的小斑点或斑块，均为黑褐色（见图⑤）。

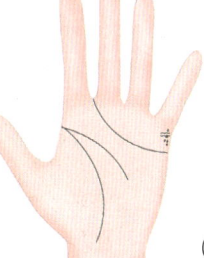

⑤

国医小课堂

前列腺肥大的自我保健

◎注意保暖，防治感冒，以免病情加重。
◎忌酒，忌食辛辣食物，不要憋尿，避免久坐。
◎适量饮水，通过排尿对尿道冲洗，睡前及夜间减少饮水量。

□ 妇科疾病

月经不调

◎手掌的颜色为苍白或暗红色，十指的指肚干瘪，均不饱满。

◎小指根部隆起的部位，即水星丘的第二生殖器区有明显的小细纹，且杂乱无章（见图①）。

◎在坎区有明显的斑点，且呈暗红色，这是血瘀型月经不调的表现；如果坎区呈现苍白的凹陷状，则说明是由于气血不足引起的月经不调。

◎地丘或放纵线出现明显的网格状小细纹，大小不定，且排列毫无规则。

◎腕横线颜色较浅，呈断裂状。腕横线上有一条饱胀的青筋穿过，一直延伸至大鱼际区。

◎手掌子宫区呈现形态异常的斑点或斑块，呈暗青色或鲜红色。

◎地纹线的末端有诸多杂乱的小细纹，形态各异，短小而模糊。

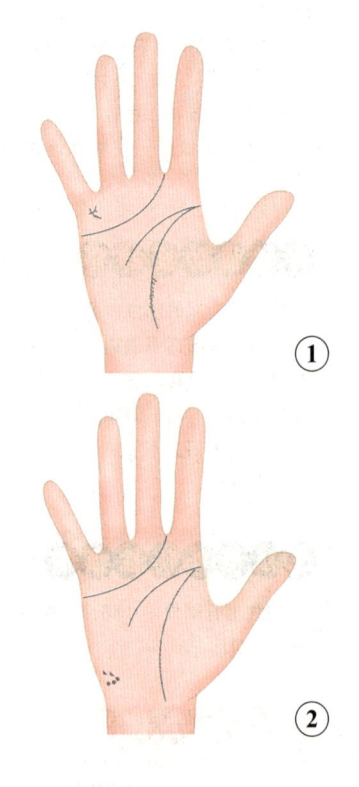

①

②

痛经

◎手掌小鱼际区的乾宫有许多小斑点，均呈褐色（见图②）。

◎手掌与常人相比，较为冰凉。

◎手掌的水星丘呈苍白色。

◎手掌的坎宫呈凹陷状。

◎地纹线有断裂现象，或有大量的岛纹出现，呈现类似汉字"米"或

"十"字的形状。
◎手掌坎位上有很明显的青筋曲张，呈现暗紫色。

子宫肌瘤

◎手掌的坎宫位置呈凹陷状，颜色苍白，且分布着杂乱无章的小细纹。
◎手掌的子宫区有许多小斑点，均呈白色；或出现犹如茧一般的黄色小斑点（见图③）。
◎地纹线处有明显的小岛纹，形状各异，数量不限。

子宫息肉

手掌的子宫区上的坎宫位置有许多小斑点，呈暗红色或深黄色（见图④）。

宫颈炎

手掌的子宫区出现许多斑点，均呈白色或暗红色。

附件炎

◎手掌的子宫及输卵管区有许多小斑点，均呈白色。
◎手掌坎宫位置上的生殖区有许多炎性纹杂乱地分布。
◎手掌的小鱼际区有明显的网格状细纹，数量不限（见图⑤）。

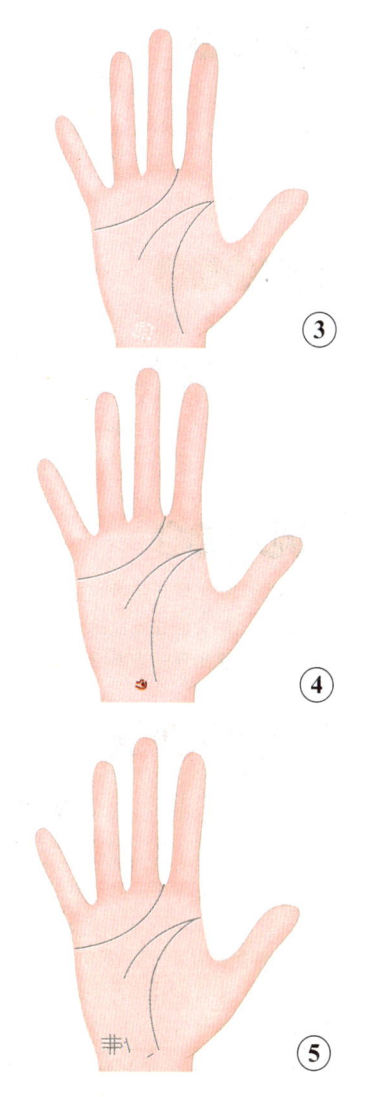

卵巢囊肿

◎手掌的卵巢区呈现凸起的形态，并有许多斑点，均为黑褐色（见图⑥）。
◎地纹线短小，金星丘的面积很小。
◎手部的小指又短又宽。

乳腺增生症

◎手掌的肝胆区呈暗青色，青筋曲张。
◎手掌的第二乳腺区有许多杂乱无章的小细纹，还有很多大小不一的色斑。
◎手掌上的天纹与人纹线在太阳丘下端有很多细纹，且呈树枝状。
◎手掌的第二乳腺区有很多红色或白色的小斑点，多呈椭圆形状。

慢性盆腔炎

◎地纹线末端出现一连串的尾纹，颜色逐渐变浅。
◎腕横线上的青筋曲张，并且一直延伸到大鱼际区。
◎手掌子宫区出现一连串不规则且异常的小斑点，杂乱无章地分布。

国医小课堂

经期护理必修课

◎消除对月经的顾虑和恐惧心理，尤其是月经初潮的少女，要加强月经的生理卫生知识学习。
◎行经时不吃生冷食物，以及醋、螃蟹、田螺、河蚌等寒凉性食物，少吃或不吃有强烈刺激性的食物，经期宜食红枣汤、姜汤，血虚痛经宜常喝山药粥。
◎月经期间避免做剧烈运动或重体力劳动。

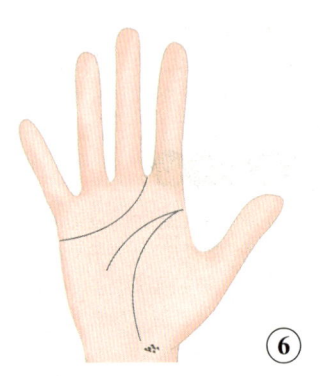

运动系统疾病

肩周炎

◎手背的肩区呈暗沉的青色，这是患病初期的表现，一旦变为暗黄色或白色，则说明病史较长。
◎手掌的风湿区也呈现暗沉的青色或黑色。
◎手背的肩区有很多不规则的小斑点，均呈现暗褐色（见图①）。

颈椎病

◎不健康线与人纹线的交接处有方形的细纹（见图②）。
◎手掌的命运纹上有一个类似菱形的细纹。
◎左手拇指的颈椎区有一个小细纹，呈现明显的类似汉字"十"字的形状。
◎手背的颈椎区有许多不规则的小斑点或小斑块，均呈现暗褐色或咖啡色（见图③）。
◎无名指下方有一条明显的细纹，从手掌的人纹线一直延伸到小指根。
◎手背上，从手腕到手指，呈现明显的不平滑状态。
◎在中指和无名指之间有明显的凹陷状。

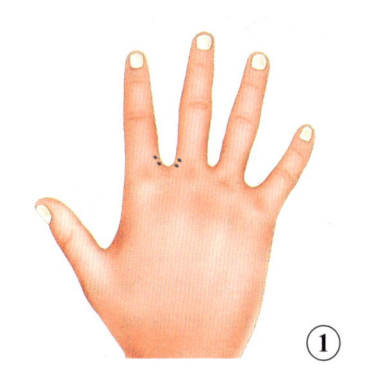

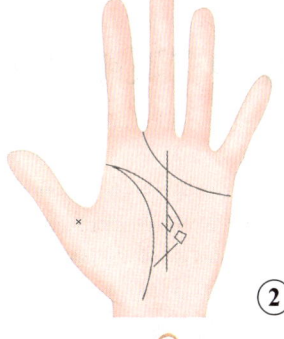

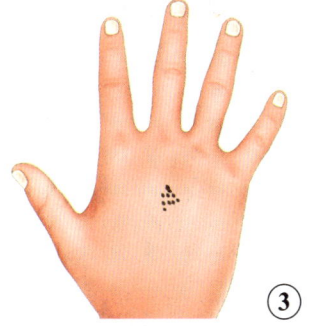

腰椎间盘突出

◎手掌的侧腰区有许多斑点，均为红白相间的形式，并且有明显的视觉凹陷状。
◎按压第二掌骨腰穴时，有明显的压痛感和胀痛感。
◎按压地纹线的尾端腰胯部对应的反射区时，也有明显的压痛感及酸胀感。
◎手掌中指正下方靠近手腕的部位，有软骨凸起。
◎手背有明显的浅白色小斑点或小斑块生成，且多为无序排列。
◎手掌的地纹线尾端处呈现明显的凹陷状。

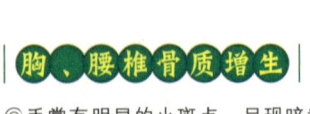

胸、腰椎骨质增生

◎手掌有明显的小斑点，呈现暗黄色或褐色。
◎手背中指肌筋弯弯曲曲，不够平滑。
◎十指的个别指甲上有纵向延伸的细纹（图④）。
◎按压手背腰穴时，有明显的压痛感和胀痛感。

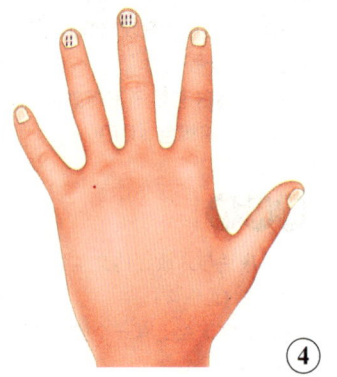

④

国医小课堂

如何预防颈椎病

◎睡觉时不可俯睡，枕头不可以过高、过硬或过平。
◎避免和减少急性损伤。
◎防风寒、潮湿，避免午夜、凌晨洗澡或受风寒吹袭。
◎改正不良姿势，减少颈椎部位劳损，每低头或仰头1~2小时，需要做颈部活动，以减轻肌肉紧张度。

□ 五官科疾病

青光眼

　　天纹、人纹线及太阳丘的下方均有明显的岛纹（见图①）。

假性近视

◎人纹线与命运线的相交处，有一个明显的犹如"∞"形状的细纹。
◎人纹线比正常标准短一些。

白内障

◎天纹线末端有细小岛纹。
◎太阳丘下有许多明显的岛纹（见图②）。

结膜炎

　　人纹线比正常标准更短更细，且长度不超过中指正中的垂直平分线（见图③）。

牙龈炎、牙髓炎

◎手掌口腔区有许多斑点，一般呈现白色或红色，这表明患病不久；若呈现淡黄色，则可能是久病的表现。
◎手掌口腔区有许多杂乱无章、错综交叉的小细纹。
◎食指第二节与其他手指相比异常粗壮，而中

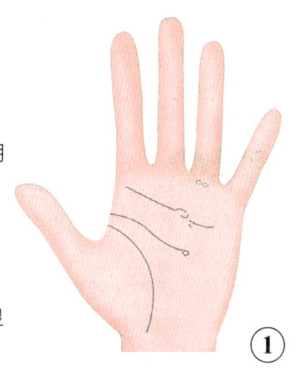

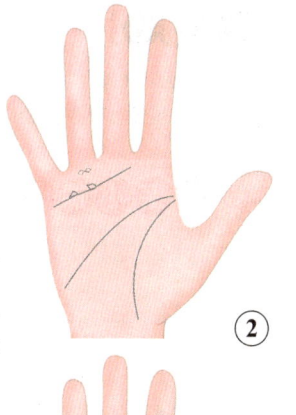

指第二节与其他手指相比则相对细长。
◎按压手掌的肾穴时，有明显的压痛感和饱胀感。

中耳炎

◎手掌的耳区有许多小斑点，均呈现咖啡色。
◎手掌的肝区和木星丘处均有许多小斑点，均呈褐色（见图④）。

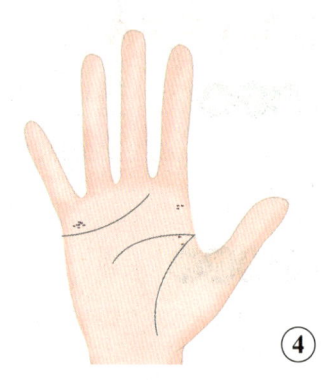

④

听力障碍

◎手掌的天纹线末端有许多细小的岛纹。
◎手掌的木星丘也有许多细小的岛纹。

国医小课堂

口腔的自我保健

◎注意口腔卫生，养成"早晚刷牙，饭后漱口"的良好习惯。
◎发现蛀牙，及时治疗。
◎睡前不宜吃糖、饼干等甜性食物。
◎宜多吃清胃火、清肝火的食物，如南瓜、西瓜、芹菜、萝卜等。
◎忌酒及热性动火、上火的食品。
◎脾气急躁，容易动怒会诱发牙痛，因此应该保持心胸豁达，情绪稳定。
◎保持大便通畅，勿使粪毒上攻。
◎勿吃过硬的食物。
◎少吃过酸、过甜、过冷、过热的食物。

皮肤科疾病

牛皮癣

◎金星纹又短又细,但仍然清晰可见。

◎手掌肺区有一个细纹,呈方形或不规则的方形。

◎手掌的肝区呈沉重的暗红色,是肝火旺盛的象征。

◎太阳线又长又细,且呈现弯曲的形状,这是神经系统免疫调节功能变差的明显标志。

◎天纹出现两条,是情绪失控的独特表现(见图①、图②)。

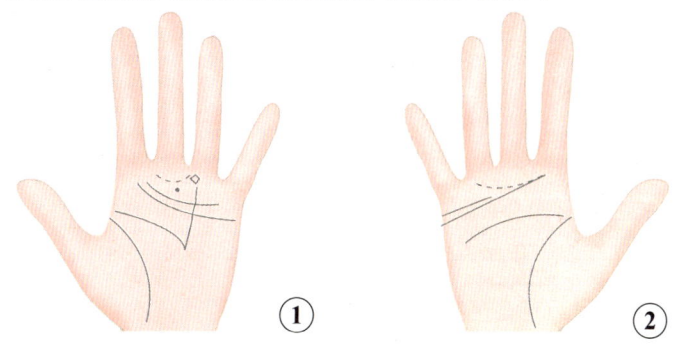

① ②

国医小课堂

日常皮肤保养的秘诀

◎保养面部皮肤要注意日常面部的清洁,选择适合自己肤质的洁面、护肤、防晒用品。

◎生活要有规律、保证睡眠,合理搭配饮食营养,不吸烟。

◎每天喝5~8杯水,给肌肤提供充足的水分。

◎为了避免面部出现更多的斑点,应尽量避免紫外线的长期照射,同时多吃富含多种维生素的食物。

□ 肿瘤

观掌纹

◎地纹线处局部出现褐色的岛纹，可能是鼻、咽或肺癌的病症征兆。
◎地纹中段呈现严重的链条状，则是乳腺癌或胃癌的征兆。
◎地纹下端出现褐色的岛纹，则可能发生前列腺癌或子宫颈癌的病变。
◎人纹中部、尾部有特大岛纹，天纹中部有较大岛纹，则为白血病患者的特点。
◎不健康线上有较大岛纹，或在不健康线与地纹的相交处有明显的岛纹，很可能是下腹部肿瘤的表现。
◎地纹线断裂、变浅、变短，可能是肿瘤出现的征兆。
◎人纹线过于平直，甚至出现断裂现象，可能是肿瘤出现的征兆。

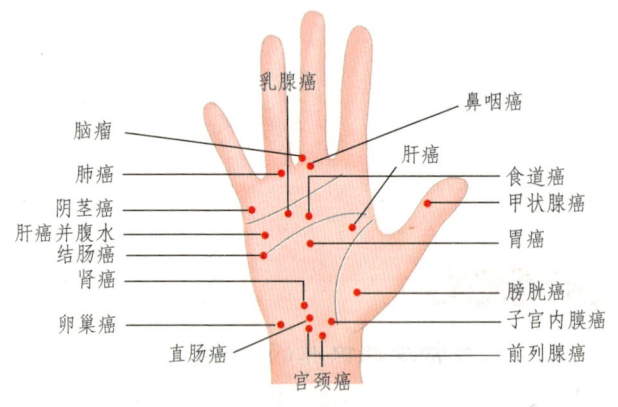

常见肿瘤在手掌上的表现

观掌色

◎全手掌呈现暗淡无光的土色，双手冰凉。
◎用手指按压手掌的三大主掌纹线，即天纹、地纹、人纹线会明显地呈现赤色。

◎手掌的脂肪分布明显不匀，有的地方脂肪很多，有的地方则相对较少。

◎手掌的任何脏器区内，一旦出现不规则的斑点、斑块或者疣状物，均是癌症的征兆。一般其颜色为黑褐色、暗青色、白色，且暗淡无光；形状则为圆形或椭圆形（见图①）。

观指甲

◎指甲表面出现黑紫色的斑点，形态各异（见图②）。

◎十根手指的指甲表面出现非常明显的纵嵴，基本青紫色、黑色或褐色。

◎指甲表面出现两条以上纵向延伸的黑褐色细纹，且粗细多为不等、颜色深浅不一。

◎指甲表面的中间部位，总是隆起或者指甲甲板紧扣甲床。

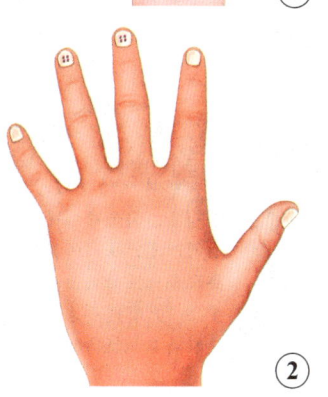

观手掌

双手的手掌呈现畸形现象，并出现越来越丑、越来越僵硬的恶性循环状态。

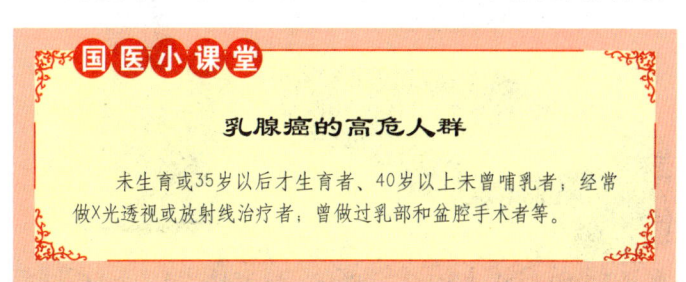

国医小课堂

乳腺癌的高危人群

未生育或35岁以后才生育者、40岁以上未曾哺乳者；经常做X光透视或放射线治疗者；曾做过乳部和盆腔手术者等。

第三章 手疗

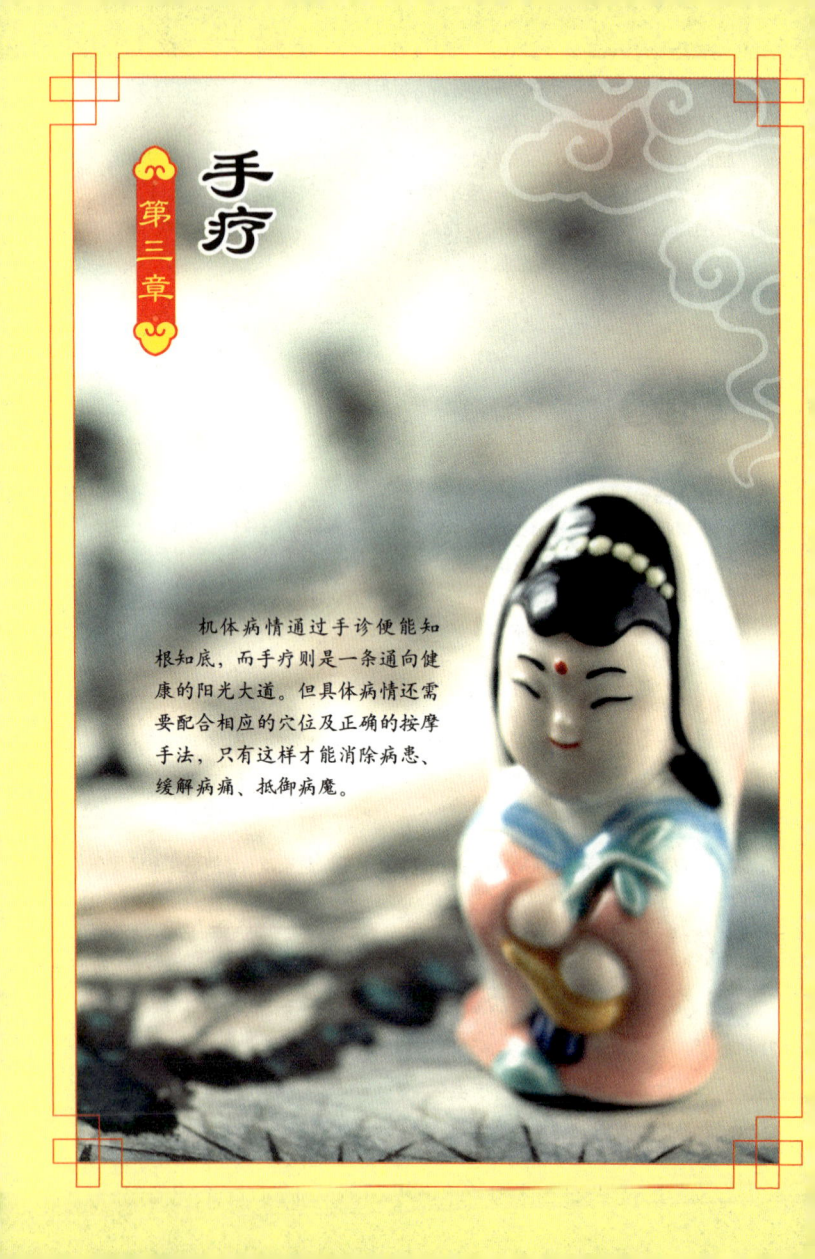

　　机体病情通过手诊便能知根知底,而手疗则是一条通向健康的阳光大道。但具体病情还需要配合相应的穴位及正确的按摩手法,只有这样才能消除病患、缓解病痛、抵御病魔。

第一节 糖尿病

糖尿病是由遗传和环境因素相互作用而引发的常见病，临床以血糖升高为主要标志，常见症状有口渴、多饮、多尿、多食、消瘦等。其临床诊断标准为：平时静脉血糖≥11.1毫摩尔/升或空腹血糖≥7.0毫摩尔/升。

选穴

合谷、内关、少商、大鱼际、太渊、阳池、肺点、脾点、肾点、三焦点、心点等穴位，心肺、脾胃、肾、胰腺、胃、小肠、垂体、输尿管、膀胱、腹腔神经丛等反射区。

手疗方法

1. 按压合谷、内关、少商、大鱼际、太渊、阳池等穴位，每穴按压1～3分钟，以局部有酸痛感为宜（见图①、图②）。
2. 按压肺点、脾点、肾点、三焦点、心点等穴位，每穴按压1～3分钟，均匀用力，以局部有酸胀感为宜（见图③）。
3. 按揉心、肺、脾、胃、肾等反射区，每个部位按揉3～5分钟，至局部有热胀感为宜。
4. 点揉或推按胰腺、小肠、垂体、输尿管、膀胱、腹腔神经丛等反射区，每处各按摩1分钟，以局部有热胀感为宜。按摩时，不可突然发力，要逐渐用力，力度要由轻到重。
5. 坚持以上按摩，对糖尿病的各种并发症会有意想不到的治疗效果。

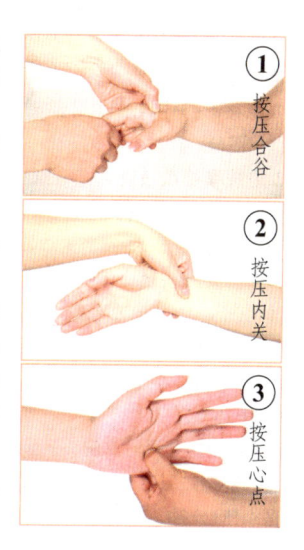

① 按压合谷
② 按压内关
③ 按压心点

第二节 高血脂

血脂主要是指血清中的胆固醇和甘油三酯。胆固醇含量增高或甘油三酯的含量增高，或两者都增高，统称为高血脂。临床上多以头晕、胸闷、心悸、疲乏无力、失眠、健忘、肢体麻木等为主要表现，部分高血脂患者在眼皮处会出现黄色的小脂肪瘤。

选穴

合谷、中渚、液门、关冲、阳池、内关、脾点、肾点、三焦点、肝点、小肠点等穴位，肾、输尿管、膀胱、肺、垂体、脾、胃、十二指肠、小肠、上下身淋巴结、心、胰腺等反射区。

手疗方法

1.指端点按或用牙签后端点按合谷、中渚、液门、关冲、阳池、内关等穴位，每穴点按2～3分钟，以局部有酸痛感为宜（见图①）。

2.用按摩棒点按脾点、肾点、三焦点、肝点、小肠点等穴位，每穴点按2～3分钟、以局部有热胀感为宜（见图②、图③）。

3.点按或推按肾、输尿管、膀胱、肺、垂体、脾、胃、十二指肠、小肠、上下身淋巴结等反射区，每个反射区点按或推按1～2分钟，以可耐受为度，推按速度为每分钟30～60次，至局部有明显的酸胀感为宜。

4.用拇指指端用力点压心、胰腺反射区，至局部有热胀感或胀痛感为宜，每个反射区点压1分钟。

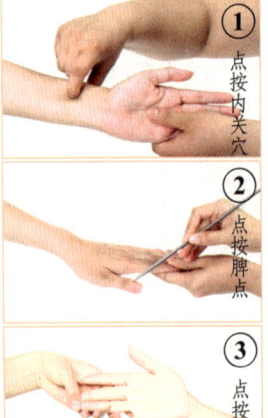

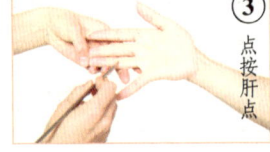

① 点按内关穴

② 点按脾点

③ 点按肝点

第三节 高血压

高血压是一种以体循环动脉血压持续性增高为主要表现的心血管疾病。最初症状多为易疲劳、头晕、记忆力减退，同时血压明显升高时，严重者可出现头晕加重、头痛，甚至恶心、呕吐，休息后症状可消失。

选穴

内关、合谷、神门穴、颈肩、头顶点、命门点、肝点、心点、肾点、血压点等穴位。

手疗方法

1. 用按摩棒点按内关、合谷、神门，每穴点按2～3分钟，力度由轻到重（见右图）。
2. 点按头顶点、命门点、肝点、心点各1～2分钟，以局部有酸胀痛感为宜。
3. 点按肾点、血压点及颈肩穴各1分钟，以局部有胀痛感为宜。

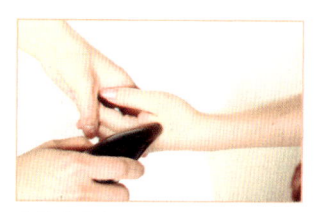

点按合谷穴

国医小课堂

高血压患者的日常保健

◎饮食要清淡，严格控制盐的摄入量，忌食咸肉、咸菜等，同时也要保证维生素的补给。
◎忌摄入高热量食物，如动物内脏、动物脑、动物油、蟹黄、蛋黄、油炸食物等。同时忌暴饮暴食。

第四节 低血压

低血压是指成年人的收缩压低于90毫米汞柱、舒张压低于60毫米汞柱，患者往往表现出头晕、耳鸣、目眩、疲倦、四肢酸软无力、食欲不振、足凉等症状，严重者还会出现突然站起时眼前发黑、头晕欲倒等症状。

选穴

内关、神门、合谷、关冲、阳池、肾、头、心肺、生殖、升压点、命门点等穴位，大脑、肾上腺、肾、输尿管、膀胱、肺等反射区。

手疗方法

1. 用拇指或圆珠笔点按内关、神门、合谷、关冲、阳池等穴位，每穴点按1～2分钟（见图①）。
2. 用衣夹夹住升压点、命门点，每穴各夹2分钟（见图②）。
3. 拇指按揉或推按大脑、肾上腺、肾、输尿管、膀胱、肺等反射区，每个反射区各按1分钟（见图③）。
4. 按揉肾穴、头穴、心肺穴、生殖穴等，每穴各按揉1～2分钟，按揉时力度适中，以局部有热胀感为宜（见图④）。

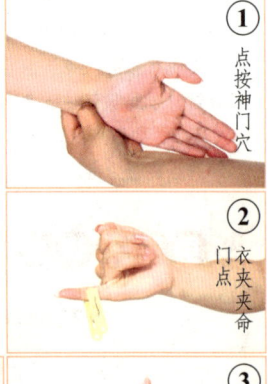

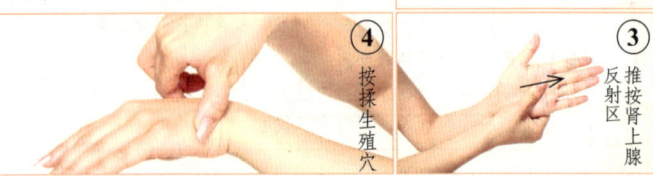

① 点按神门穴

② 衣夹夹命门点

③ 推按肾上腺反射区

④ 按揉生殖穴

第五节 贫血

血液中红细胞和血红蛋白的数量明显低于正常值时称为贫血。诊断贫血的标准为：成年男性血红蛋白<120克/升，成年女性血红蛋白<110克/升，孕妇血红蛋白<100克/升。临床症状可见面色苍白、呼吸短促、心慌失眠、头晕耳鸣、健忘、食欲不振、皮肤粗糙、月经量少、舌淡脉细等。

选穴

胃、肾、肝、脾、小肠、胰、十二指肠等反射区及胃肠点、三焦点、脾点、小肠点、内关穴、合谷穴、商阳穴等穴位。

手疗方法

1. 点按或按揉胃反射区3～5分钟，手法由轻到重，逐渐用力，至局部出现酸、胀、痛的感觉为度（见图①）。

2. 拇指按揉肾、肝、脾、小肠、胰反射区3～5分钟，至局部有酸痛感为宜。手法要均匀、柔和、有渗透力（见图②）。

3. 揉掐胃肠点、三焦点、脾点、小肠点等，每穴揉掐1～2分钟，至局部有热胀感最佳（见图③）。

4. 点按内关、合谷、商阳穴各1分钟，逐渐用力，以局部有酸胀感为宜。

5. 按揉脾胃穴、十二指肠穴各2分钟，至局部有胀痛感为宜，力度适中，最后缓慢放松。

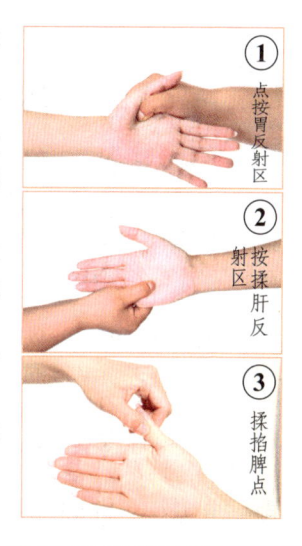

① 点按胃反射区

② 按揉肝反射区

③ 揉掐脾点

第六节 心律失常

心律失常是指心脏自律性异常或传导障碍引起的心动过速、心动过缓和心律不齐。精神紧张、大量吸烟、饮酒、喝浓茶或咖啡、过度疲劳、严重失眠等常为心律失常的诱发因素。主要症状有心悸、乏力、气短、懒言、头晕、晕厥等。

选穴

内关、神门、大陵、劳宫、心点、肝点、三焦点、心肺等穴位，心、肾、输尿管、膀胱、肺、甲状腺、胃、膈、胸腺淋巴结、胸椎等反射区。

手疗方法

1. 用力点按内关、神门、大陵、劳宫等穴位，每穴点按或弹拨3～5分钟，以局部有轻痛感为宜（见图①）。
2. 在心点、三焦点等穴位各揉掐3～5分钟，以局部有热胀感为宜（见图②）。
3. 有选择性地按揉或推按心、肾、输尿管、膀胱、肺、甲状腺、胃、膈、胸腺淋巴结、胸椎等反射区，每个反射区推按或按揉3～5分钟，以局部有热麻酸胀感为宜（见图③）。
4. 按揉心肺点5～10分钟，以局部有轻痛或胀痛感为宜。注意按揉时用力要适中，速度稍缓慢。
5. 根据患者的实际情况，以上按摩方法，每日可按摩1～2次，无固定疗程，显效后，可每日按摩1次作为保健按摩。

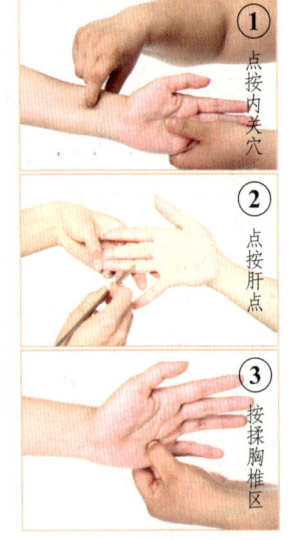

① 点按内关穴
② 点按肝点
③ 按揉胸椎区

第七节　感冒

感冒是一种由多种病毒引起的呼吸道常见病，全年皆可发病，冬春为多发季节。感冒可通过含有病毒的飞沫或被污染的用具传播，多数为散发性。主要症状有全身酸痛、乏力、头痛、眼痛、头昏欲睡、咽干咽痛、咳嗽、鼻塞、流鼻涕、打喷嚏、恶寒发热等。

选穴

合谷、外关、列缺、商阳、鱼际、肺点、咽喉点、扁桃体点、头、心肺、颈肩等穴位，肾、输尿管、膀胱和肺等反射区。

手疗方法

1. 用拇指指端或牙签点按合谷、外关、列缺、商阳、鱼际各穴位，每穴点按1～2分钟，以局部有酸痛感为宜；咽喉肿痛较严重者，可用无菌针在商阳穴刺破皮肤放出数滴血液，疼痛症状可明显缓解（见图①、图②）。
2. 揉掐肺点、咽喉点、扁桃体点，每穴揉掐2～3分钟，以患者能承受为度，至局部有热胀感最佳（见图③）。
3. 推按肾、输尿管、膀胱和肺反射区各50次，以患者感觉身体微热为最佳。
4. 按揉头、心肺、颈肩等穴，每穴按揉3～5分钟，缓慢放松。
5. 以上各种按摩手法，每日可按摩2次，按摩后补充适量温开水。

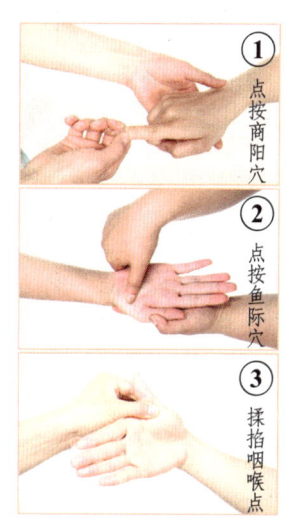

① 点按商阳穴

② 点按鱼际穴

③ 揉掐咽喉点

第八节　咳嗽

咳嗽是呼吸系统疾病的主要症状，常见于上呼吸道感染、咽喉炎、急慢性支气管炎、支气管扩张、肺炎、肺结核等疾病。致病的原因不同，咳嗽表现出来的症状也有所不同。如因风热引起的咳嗽主要表现为痰厚且黄，鼻涕也带黄；因风寒引起的咳嗽，患者的痰多为白色且稀薄，流出鼻涕也是清水样。

选穴

列缺、合谷、大鱼际、外关、太渊、肺点、脾点、肾点、熄喘、胸点等穴位，肺、脾、肾、输尿管、膀胱、喉与气管、上身淋巴结、胸腺淋巴结、肾上腺、胸腔呼吸器官等反射区。

手疗方法

1.用按摩棒点按揉掐列缺、合谷、大鱼际、外关、太渊各穴，每穴1分钟，以局部有轻痛感为宜（见图①）。

2.揉掐肺点、脾点、肾点、熄喘、胸点各3～5分钟，力度以患者能承受为限，以局部有热胀感为宜（见图②、图③）。

3.点按或推按肺、脾、肾、输尿管、膀胱、喉与气管、上身淋巴结、胸腺淋巴结、肾上腺、胸腔呼吸器官等反射区，每次选4～5个反射区，每个反射区点按或推按3～5次，至局部有热胀感为最佳。

4.按揉心肺、肾、脾胃反射区，各反射区按揉约1分钟，用力稍轻，缓慢放松即可。

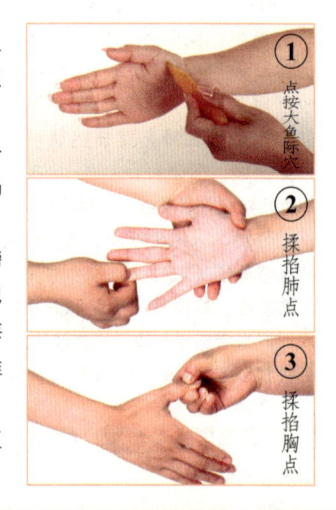

① 点按大鱼际穴

② 揉掐肺点

③ 揉掐胸点

第九节 支气管哮喘

支气管哮喘是因支气管痉挛、黏膜水肿、分泌物增多而引起支气管阻塞的过敏性疾病。支气管哮喘可见于各年龄段，主要症状为阵发性气急、胸闷、呼吸困难、哮鸣、咳嗽、咯痰等。

选穴

列缺、太渊、合谷、三间、大鱼际、哮喘新穴、肺点、心肺、肾等穴位，肾、垂体、输尿管、膀胱、肺、鼻、大肠、脾等反射区。

手疗方法

1. 点按列缺、太渊、合谷、三间、大鱼际各穴，每穴点按2～3分钟，以局部有酸胀感最佳（见图①、图②）。
2. 掐揉哮喘新穴、肺点各2～3分钟，以局部有胀痛感为宜（见图③）。
3. 点按肾、垂体、输尿管、膀胱、肺、鼻、大肠、脾反射区，每个反射区按摩20～30次，以局部有酸胀感最佳（图④）。
4. 按揉心肺穴、肾穴各2分钟，缓慢放松。
5. 按摩时可根据患者的病情酌情处理按摩的穴位和按摩的时间。

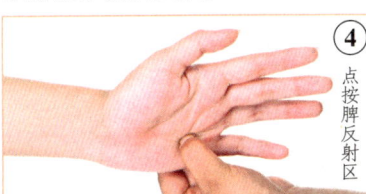

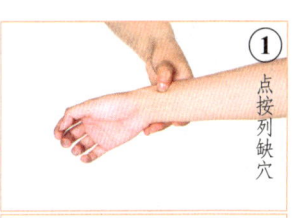

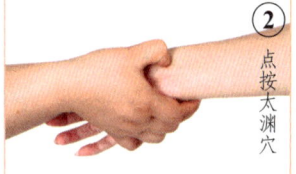

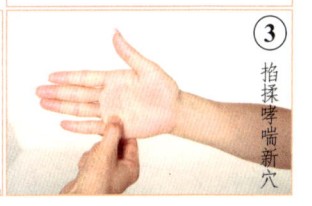

① 点按列缺穴

② 点按太渊穴

③ 掐揉哮喘新穴

④ 点按脾反射区

第十节 消化不良

消化不良是消化系统的常见病之一,是一种由胃动力障碍所引起的疾病,包括蠕动不好的胃轻瘫和食道反流。消化不良在临床上很常见,主要症状通常有间断或持续的上腹痛或不适、餐后饱胀、嗳气、早饱、厌食、恶心、呕吐、烧心、反酸等。

选穴

内关、合谷、商阳等穴位,胃、肝、脾、大肠等反射区。

手疗方法

1. 点按或按揉胃反射区3～5分钟,手法由轻到重,逐渐用力,至局部出现酸、胀、痛的感觉为度,按摩速度以每分钟50～100次为宜(见图①)。
2. 拇指按揉肝、脾、大肠反射区3～5分钟,至局部有酸胀感为宜。手法要均匀、柔和、有渗透力(见图②)。
3. 用拇指指端或牙签点按大肠点,持续3分钟,力度适中,避免损伤皮肤(见图③)。
4. 点按内关、合谷、商阳穴各1分钟,力度适中(见图④)。

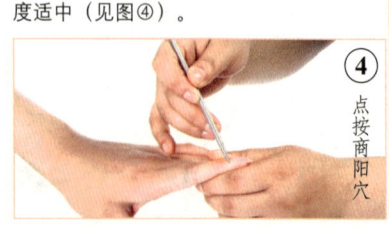

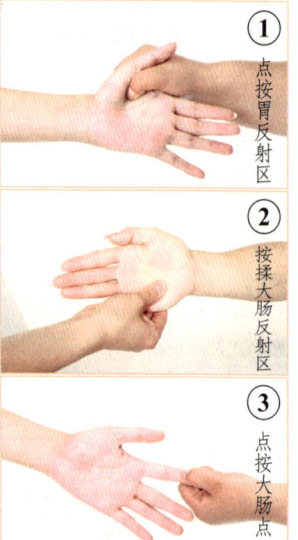

① 点按胃反射区
② 按揉大肠反射区
③ 点按大肠点
④ 点按商阳穴

第十一节 慢性胃炎

慢性胃炎是指由不同病因所致的胃黏膜慢性炎症,最常见的是慢性浅表性胃炎和慢性萎缩性胃炎。其主要临床表现为食欲减退、上腹部不适和隐痛、嗳气、泛酸、恶心、呕吐等。此病病程缓慢,反复发作且难愈。

选穴

内关、合谷、劳宫、胃肠点、三焦点、脾点、大肠点、小肠点等穴位,胃、十二指肠、肾、输尿管、膀胱、肺、脾、腹腔神经丛、小肠、大肠等反射区。

手疗方法

1. 用力点按内关、合谷、劳宫各穴,按摩2～3分钟,以局部有胀痛感为宜(见图①)。
2. 揉掐胃肠点、三焦点、脾点、大肠点、小肠点,各点揉掐1～2分钟,以局部有热胀感最佳(见图②)。
3. 按摩胃、十二指肠、肾、输尿管、膀胱、肺、脾、腹腔神经丛、小肠、大肠反射区,每次可选4～5个反射区,以中等力度按揉或推按30～50次,以局部有酸胀感最佳(见图③、图④)。

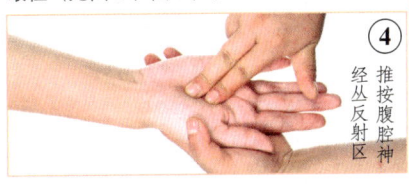

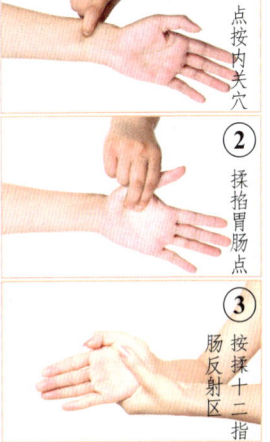

① 点按内关穴
② 揉掐胃肠点
③ 按揉十二指肠反射区
④ 推按腹腔神经丛反射区

第十二节 便秘

便秘是指大便干燥，排出困难，或者排便间隔时间较长，或虽有便意，但艰涩难下，常数日一行，甚至需用泻药或灌肠才能排出大便。长期便秘会带来许多不良后果，如肛裂、痔疮、脱肛等继发症；还会影响患者的情绪，出现烦躁、血压升高等症状。

选穴

大肠点、内关、合谷、商阳等穴位，胃、肝、脾等反射区。

手疗方法

1. 点按或按揉胃反射区3～5分钟，手法由轻到重，逐渐用力，至局部出现酸胀痛感为宜，按摩速度每分钟50～100次为宜（见图①）。

2. 拇指按揉肝、脾反射区3～5分钟，至局部有酸痛感为宜。手法要均匀、柔和、有渗透力（见图②）。

3. 用拇指指端掐揉或用牙签点按大肠点，手法稍重，持续3～5分钟，力度适中，避免损伤皮肤（见图③）。

4. 拇指指端点按内关、合谷、商阳穴各1分钟，注意点按时用力要适中，以被按摩者感到局部有酸胀痛感为宜（见图④）。

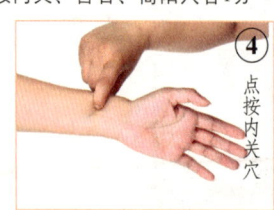

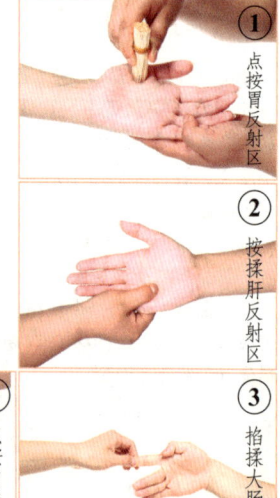

① 点按胃反射区
② 按揉肝脾反射区
③ 掐揉大肠点
④ 点按内关穴

第十三节　神经性头痛

神经性头痛多是由精神紧张、生气引起的，激动、生气、失眠、焦虑或忧郁等因素常使头痛加剧。病人多伴有头晕、烦躁易怒、心慌、气短、恐惧、耳鸣、失眠多梦、腰酸背痛、颈部僵硬等症状，部分病人在颈枕两侧或两颞侧有明显的压痛点。

选穴

合谷、神门、大陵、内关、头顶点、心点、颈中、肾点、头、肝胆、心肺、肾、脾胃等穴位，肾、膀胱、输尿管、腹腔神经丛、心、肝、肺、垂体、脾等反射区。

手疗方法

1. 点按合谷、神门、大陵、内关各穴位，力度适中，每穴点按2～3分钟，以局部有酸痛感为宜（见图①）。
2. 用衣夹夹头顶点、心点、颈中、肾点等穴位，各穴位夹2～3分钟，力度适中（见图②）。
3. 点按或推按肾、膀胱、输尿管、腹腔神经丛、心、肝、肺、垂体、脾反射区各20～30次，至局部有热胀感为宜（见图③）。
4. 按揉头穴、肝胆穴、心肺穴、肾穴、脾胃穴等，以被按摩者能承受为度，至局部有轻胀痛感为宜（见图④）。

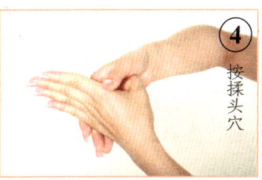

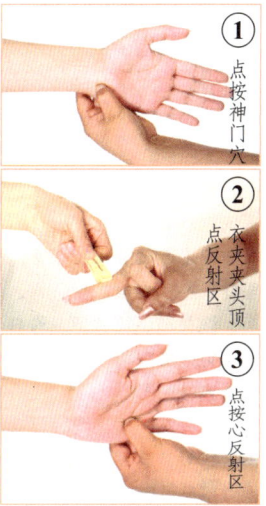

① 点按神门穴
② 衣夹夹头顶点反射区
③ 点按心反射区
④ 按揉头穴

第十四节　偏瘫

偏瘫又叫半身不遂，是指一侧上下肢、面肌和舌肌下部的运动障碍，它是急性脑血管病的一种常见症状。轻度偏瘫患者虽然尚能活动，但走起路来，往往上肢屈曲，下肢伸直，单侧肢体活动不利，严重者常卧床不起，丧失生活能力。

选穴

外关、合谷、后溪、劳宫、阳池、再创、后合谷、头、颈肩、足、肝胆、腰息、肾、肝点、肾点、偏头点、颈中、脊柱点、坐骨神经点、偏扶点等穴位，肾、输尿管、膀胱、大脑、垂体、平衡器官、脾胃、肩关节、肘关节、髋关节、膝关节、脊柱等反射区。

手疗方法

1. 用力点按或揉掐外关、合谷、后溪、劳宫、阳池各穴位，每穴1～3分钟（见图①）。

2. 点压肝点、肾点、偏头点、颈中、脊柱点、坐骨神经点、偏扶点、再创、后合谷等穴位，每穴点压6～10次（见图②）。

3. 推按或点按肾、输尿管、膀胱、大脑、垂体、平衡器官、脾、胃、肩关节、肘关节、髋关节、膝关节、脊柱等反射区，每个反射区推按50～100次，以局部有微胀痛感为宜（见图③）。

4. 点按头穴、颈肩穴、足穴、肝胆穴、腰息穴、肾穴，每穴点揉1～3分钟，至局部有微痛感最佳。

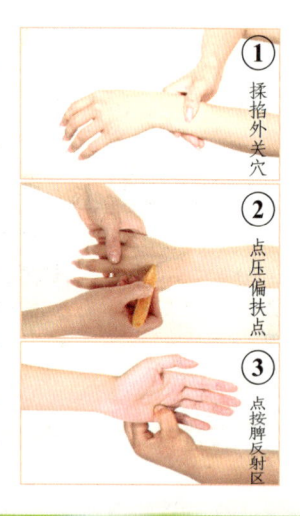

① 揉掐外关穴

② 点压偏扶点

③ 点按脾反射区

第十五节 面瘫

面瘫即面神经麻痹，俗称口眼歪斜，是一种常见疾病，以周围性面瘫较为常见。本病起病急，无明显诱因，多在晨起时发现口角偏向健侧，一侧面部呆滞、麻木、瘫痪，表现出不能皱眉、鼓腮漏气、眼睑不能闭合、额纹消失等症状。

选穴

合谷、内关、外关、列缺、神门、偏头点、再创、后合谷等穴位，肾、输尿管、膀胱、肺、大脑、颈项、上下颌、耳、鼻、眼、头颈部淋巴、胃脾等反射区。

手疗方法

1. 用牙签束或拇指指尖点按合谷、内关、外关、列缺、神门等穴位，每穴1～2分钟（见图①、图②）。
2. 揉偏头点、再创、后合谷各1～2分钟。
3. 捏揉肾、输尿管、膀胱、肺、大脑、颈项、上下颌、耳、鼻、眼、头颈部淋巴反射区，每次选择3～5个反射区进行按摩，每次1分钟，以局部酸胀痛感为宜（见图③、图④）。
4. 点按胃脾反射区2分钟，力度适中，以局部有热胀感为宜。

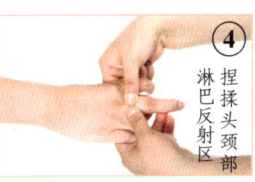

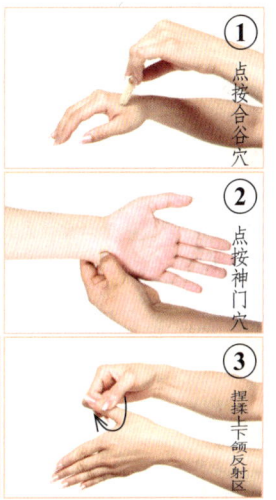

① 点按合谷穴
② 点按神门穴
③ 捏揉下颌反射区
④ 捏揉头颈部淋巴反射区

第十六节 腰肌劳损

腰肌劳损为临床常见病。患腰肌劳损的人腰部外形及活动多无异常，也无明显腰肌痉挛，少数患者腰部活动稍受限。主要临床表现为腰部酸痛或胀痛，部分为刺痛或灼痛。

选穴

养老、合谷、后溪、腰肌点、脊柱点、坐骨神经点等穴位，肾、输尿管、膀胱、髋关节、下肢淋巴结、腰椎、腹、腿、肾、脐周、生殖腺等反射区。

手疗方法

1. 按揉养老、合谷、后溪等穴位，每穴2～3分钟，至局部有酸胀感为佳（见图①）。
2. 用圆珠笔点按腰肌点、脊柱点、坐骨神经点等穴位，每穴各2～3分钟，逐渐用力，用力要均匀、柔和，渗透力强（见图②）。
3. 点按或推按肾、输尿管、膀胱、髋关节、下肢淋巴结、腰椎反射区各1分钟，按摩至局部有胀痛感为宜（见图③）。
4. 按揉腰腹、腿、肾、脐周、生殖腺反射区，逐渐用力，以被按摩者感觉舒适为度，缓慢放松，至被按摩者感到局部有热胀感为最佳（见图④）。

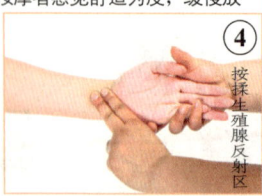

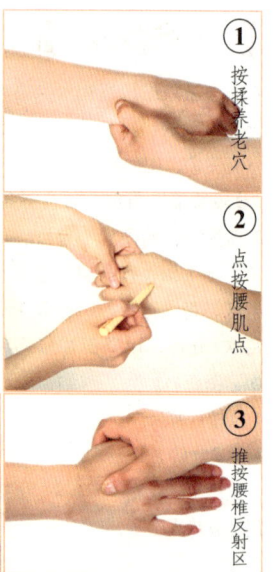

① 按揉养老穴
② 点按腰肌点
③ 推按腰椎反射区
④ 按揉生殖腺反射区

第十七节　神经衰弱

神经衰弱是指由于某些长期存在的精神因素引起脑功能活动过度紧张，从而产生精神活动能力减弱的症状。其主要临床特点是易兴奋又易疲劳，常伴有各种躯体不适感和睡眠障碍，但无器质性病变存在。

选穴

神门、大陵、内关、合谷、劳宫、心点、头顶点、肾点、颈中、肝胆、心肺等穴位，肾、腹腔神经丛、头、心、脾、胃、肝、大肠、小肠等反射区。

手疗方法

1. 按揉神门、大陵、内关、合谷、劳宫穴每穴各2～3分钟，以局部有酸胀感为宜。
2. 用衣夹夹心点、头顶点、肾点、颈中各2～3分钟，至有微热、酸胀感最佳（见图①、图②）。
3. 按揉或推按肾、腹腔神经丛、心、脾、胃、肝、大肠、小肠反射区各1～2分钟，推按速度为每分钟20～40次（见图③）。
4. 点按头、心肺、肝胆、肾穴，每穴各2～3分钟，按摩力度由轻到重，再由重到轻，缓慢结束（见图④）。

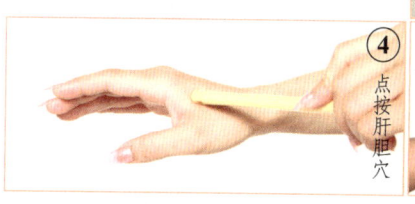

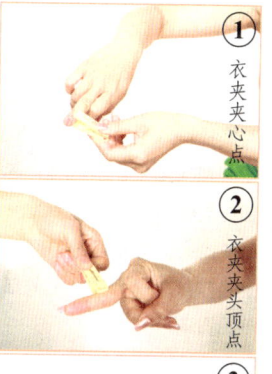

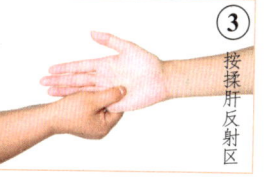

① 衣夹夹心点

② 衣夹夹头顶点

③ 按揉肝反射区

④ 点按肝胆穴

第十八节　眩晕

眩晕是一种自身或外界物体的运动性幻觉，是对自身平衡觉和空间位象的自我感知错误。主要症状为患者睁眼时，自觉周围景物旋转，闭眼又觉得自己在转动，常伴有耳聋、耳鸣、恶心、呕吐、面色苍白、眼球震颤等。

选穴

合谷、内关、神门、关冲、阳谷、脾点、肾点、肝点、心点等穴位，头、脾胃、肝胆、垂体、小脑、脑干、内耳迷路、颈项、耳、眼、肾上腺等反射区。

手疗方法

1. 揉掐合谷、内关、神门、关冲、阳谷各穴位，每穴揉掐1～3分钟，以局部有酸痛感为宜（见图①）。

2. 掐揉脾点、肾点、肝点、心点等各穴位，每穴掐揉1～3分钟，逐渐用力，以局部有酸胀感最佳（见图②）。

3. 按揉头、脾胃、肾、肝反射区，每个反射区按揉3～5分钟，至局部有热胀感为宜（见图③）。

4. 点揉或推按垂体、小脑、脑干、内耳迷路、眼、肾上腺反射区各1分钟（见图④）。

① 揉掐神门穴
② 掐揉肾点
③ 按揉肾反射区
④ 推按内耳迷路反射区

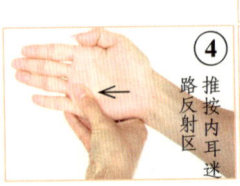

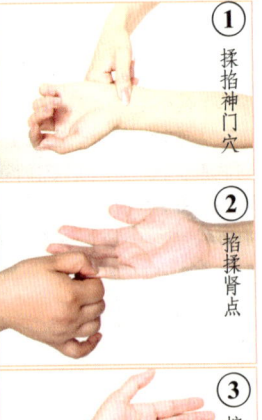

第十九节　荨麻疹

荨麻疹是一种常见的过敏性皮肤病，在接触过敏源的时候，身体的某些部位会出现形状、大小不一的红色斑块，这些产生斑块的部位，伴有发痒症状。

选穴

外关、神门、合谷、少商、后溪、胃肠点、心肺、肝点、脾胃等穴位，大肠、大脑、垂体、肾、输尿管、膀胱、肺、肝、淋巴系统等反射区。

手疗方法

1.用拇指或圆珠笔点按外关、神门、合谷、少商、后溪穴，每穴各1～2分钟，力度适中（见图①）。

2.按揉胃肠点、肝点各1～2分钟，以产生酸胀感为宜（见图②）。

3.拇指按揉或用按摩棒点按大脑、垂体、输尿管、膀胱、肺、肝、淋巴系统反射区各1分钟，力度适中（见图③）。

4.按揉或点按脾胃、心肺、肾穴各1～2分钟，注意按揉或点按时力度要适中。脾胃穴可用小的衣服夹夹住（见图④）。

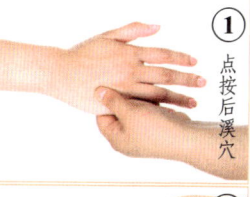

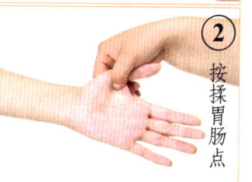

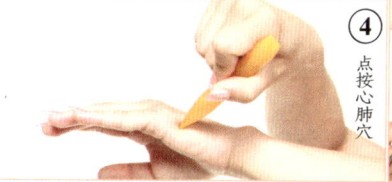

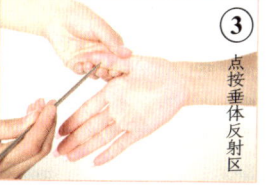

① 点按后溪穴

② 按揉胃肠点

③ 点按垂体反射区

④ 点按心肺穴

第二十节 牙痛

牙痛是口腔科牙齿疾病最常见的症状之一，大致可以分为两类，即原发性牙痛和并发性牙痛。并发性牙痛中的神经性牙痛多发于中老年人，不过一般不会持续很长时间。牙痛的主要症状是牙齿或牙龈痛、咀嚼困难、面颊肿痛，遇冷、热、酸、甜或机械性刺激疼痛加重。

选穴

合谷、少商、商阳、二间、三间、内关、外关、牙痛点、胃点、大肠点、肾点、垂体、心肺、肾等穴位，口腔、胃、脾、大肠、输尿管、膀胱、肺、上下颌等反射区。

手疗方法

1.用拇指和食指掐揉，也可用圆珠笔点按合谷、少商、商阳、二间、三间、外关等穴，每穴各1~2分钟，牙痛严重者可用掐法（见图①、图②）。

2.按揉牙痛点、胃点、大肠点、肾点，每穴各1~2分钟，力度适中（见图③）。

3.用拇指指腹按揉或推按口腔、胃、脾、大肠、输尿管、膀胱、肺、上下颌反射区各1分钟，至局部有热胀感为宜。

4.按揉头、脾胃、心肺、肾反射区1~2分钟，至局部有热胀感为宜。脾胃大肠区可用小的衣服夹夹住，但不可时间过长。

5.用拇指指腹按压内关穴3分钟，力度适中，至被按摩者感到局部酸胀痛感为最佳。

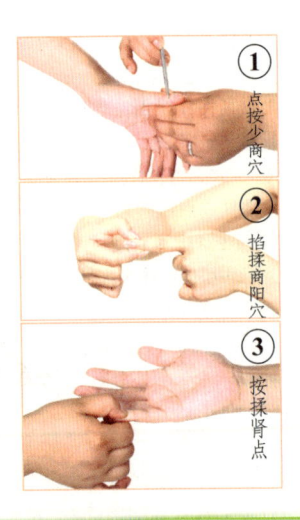

① 点按少商穴

② 掐揉商阳穴

③ 按揉肾点

第二十一节 近视

近视是一种远视力不好的常见眼科病症，多由青少年时期使用眼睛不当所致。该病基本表现为远看物体时视物模糊，近看清楚，但近视过久也会出现眼睛发胀、头部疼痛、视力疲劳等症状，高度近视者眼球较为突出。

选穴

合谷、外关、神门、二间、肝点、肾点、眼点、胸点等穴位，眼、大脑、肾上腺、输尿管、膀胱、肝、心脏、头、肾、肝胆等反射区。

手疗方法

1.取合谷、外关、神门、二间穴，每穴用力点按或揉掐2～3分钟，注意用力稍重，以局部有酸胀感为宜（见图①）。

2.在肝点、肾点、眼点、胸点各处用指腹点按揉掐2～3分钟，力度以患者有轻痛感为度，至局部有酸胀痛感或胀热感为宜，也可用圆珠笔点按（见图②、图③）。

3.点按或推按眼、大脑、肾、肾上腺、输尿管、膀胱、肝、心脏反射区，每个反射区点按或推按约10次，点按或推按速度以每分钟30～60次为宜。

4.按揉头、肾、肝胆反射区各点1～2分钟，注意按揉时力度要适中，以局部有热胀感为宜。

5.以上方法若能结合眼部按摩，效果更佳。

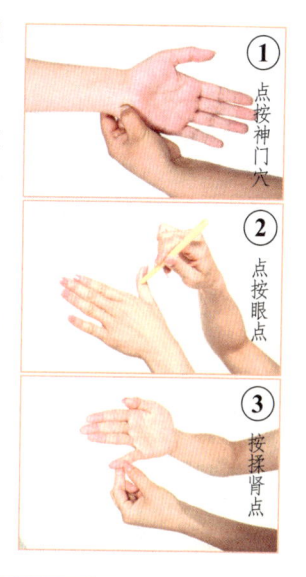

① 点按神门穴

② 点按眼点

③ 按揉肾点

第二十二节　失眠

失眠是指因各种原因导致的经常不能正常入睡或睡眠质量不佳的症状，是中年人的常见病症。主要症状表现多种多样：或思虑纷杂，不易入睡；或睡眠程度不深，醒后反觉疲倦；或时睡时醒，醒后难再入睡，甚至整夜不能成寐。这里建议大家一旦失眠，就要求助于医生，切不可依赖安眠药。

选穴

合谷、神门、大陵、内关、劳宫、肾点、头顶点、颈中等穴位，肾、膀胱、输尿管、肺、垂体、腹腔神经丛、心脏、头、胃、肝、脾、大肠、小肠等反射区。

手疗方法

1. 以中等力度按揉合谷、神门、大陵、内关、劳宫各穴，每穴按揉2～3分钟，至局部有轻胀痛感为宜（见图①）。
2. 揉掐心点、肾点、头顶点、颈中，每穴各1～2分钟，注意揉掐时力度要适中，至局部有热胀痛感为宜（见图②）。
3. 按揉或推按肾、膀胱、输尿管、肺、垂体、腹腔神经丛、心、胃、肝、脾、大肠、小肠反射区20～30次，注意按揉或推按的频率不宜过快，力度也不宜过重，至局部有热胀感为宜。
4. 点按头、心脏、肝胆、肾反射区，力度以被按摩者能承受为准，至局部有轻胀痛感为宜，最后缓慢放松（见图③）。

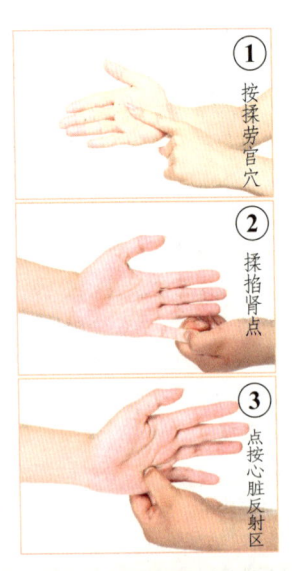

① 按揉劳宫穴

② 揉掐肾点

③ 点按心脏反射区

第二十三节　肥胖症

肥胖症是因脂肪过量储存，使体重超过正常体重20%以上的营养过剩性疾病。肥胖的表现为体重超常和脂肪堆积，一般来说，体重超过标准体重20%者为肥胖，超过10%者为超重。肥胖可引发各种疾病，如高血脂、高血压、冠心病、脑血栓、糖尿病等。

选穴

合谷、太渊、内关、外关、神门、阳池、肺点、脾点、肾点、三焦点、肝点、大肠点、小肠点等穴位，肾、输尿管、膀胱、心、肺、垂体、脾、胃、十二指肠、小肠、上下身淋巴系统等反射区。

手疗方法

1. 按揉或弹拨合谷、太渊、内关、外关、神门、阳池各穴，每穴各2～3分钟，以局部有胀痛感为宜（见图①、图②）。

2. 揉掐肺点、脾点、肾点、三焦点、肝点、大肠点、小肠点，每点2～3分钟，注意揉掐时力度要适中，以局部有热胀感为宜（见图③）。

3. 选择性点按或推按肾、输尿管、膀胱、肺、垂体、脾、胃、十二指肠、小肠、上下身淋巴系统等反射区，每个反射区点按2～3分钟为宜，以被按摩者能耐受为度，推按速度为每分钟30～60次，至局部有明显的酸胀感最佳。

4. 按揉心肺、脾胃、肾反射区各2～3分钟，注意按揉时力度要适中。

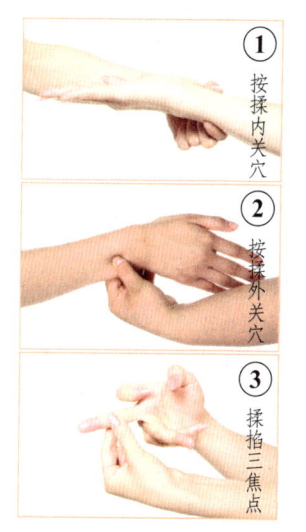

① 按揉内关穴

② 按揉外关穴

③ 揉掐三焦点

第二十四节 颈椎病

颈椎病又称颈椎综合征,主要由于颈椎长期劳损、骨质增生,或椎间盘脱出、韧带增厚,致使颈椎脊髓、神经根或椎动脉受压,出现一系列功能障碍的临床综合征。主要表现为颈项僵硬、活动受限、一侧或两侧颈肩臂放射痛,并伴有手指麻木、肢体沉重、感觉迟钝等症状。

选穴

合谷、外关、养老、后溪、列缺、外劳宫、头、颈中、颈肩、后头点、脊柱点等穴位,颈椎、颈项、大脑、肾、斜方肌、颈肩、头颈淋巴系统、胸椎等反射区。

手疗方法

1. 点按合谷、外关、养老、后溪、列缺、外劳宫等穴位,每穴点按1～3分钟,力度以被按摩者可承受为度,以局部有胀热感为宜(见图①、图②)。

2. 在颈中、后头点、脊柱点,每穴各揉掐3～5分钟,揉掐时力度控制在可耐受范围,以局部有酸痛感为宜(见图③)。

3. 点按或推按颈椎、颈项、大脑、肾、斜方肌、颈肩、头颈淋巴系统、胸椎反射区,各反射区点按或推揉20～40次,以局部有胀热痛感为宜。

4. 按揉颈肩穴、头穴,每穴按揉3～5分钟,注意按揉时力度要适中。

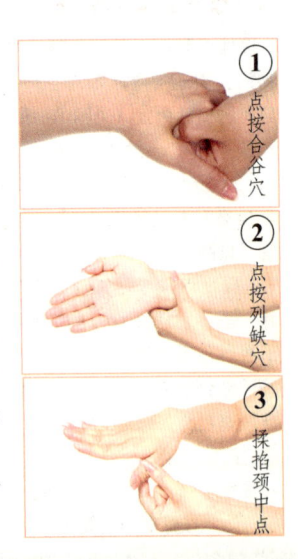

① 点按合谷穴

② 点按列缺穴

③ 揉掐颈中点

第二十五节 肩周炎

肩周炎是以肩部酸痛和运动功能障碍为主要特征的常见病。其多发于50岁左右，主要症状为疼痛和功能活动受限。

选穴

合谷、后溪、外关、养老、中渚等穴位，肩关节、颈肩区、肘关节、斜方肌、肾、颈项、颈椎、胸椎、上身淋巴系统、上肢等反射区。

手疗方法

1. 用中等力度点按合谷、后溪、外关、养老、中渚穴，每穴各1～2分钟（见图①）。
2. 以拇指、中指、食指指腹着力揉掐后头点、肩点、颈中、再创等穴，力度以被按摩者可耐受为度（见图②）。
3. 点按或推按肩关节、颈肩区、肘关节、斜方肌、肾、颈项、颈椎、胸椎、上身淋巴系统反射区，每个反射区按摩1～2分钟。
4. 按揉上肢反射区2～3分钟，力度适中。

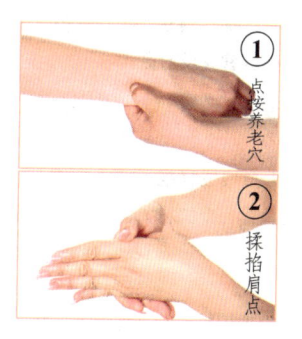

① 点按养老穴

② 揉掐肩点

国医小课堂

肩周炎患者要适当锻炼

肩周炎患者在各期均可以进行肩关节功能锻炼。在早期以预防粘连为主。在进展期可以阻止粘连的进一步发展，改善关节活动并预防关节的冻结。

第二十六节　慢性咽炎

慢性咽炎是常见的咽部疾病，大部分继发于上呼吸道感染等病变。患者咽部常有瘙痒感及各种不适感觉，如灼热、干燥、微痛、发痒、异物感、痰黏感等，习惯以咳嗽清除分泌物，常在晨起用力清除分泌物时有作呕不适感，通过咳嗽清除出稠厚的分泌物后症状缓解。

选穴

少商、商阳、合谷、熄喘、鱼际、外关、太渊等穴位，肺、脾、肾、输尿管、膀胱、喉与气管、上身淋巴系统、胸腺淋巴结、肾上腺、胸腔呼吸器官等反射区。

手疗方法

1.点按或揉掐少商、商阳、合谷、熄喘、鱼际、外关、太渊穴，每穴各1分钟，至局部有轻痛感为宜（见图①、图②）。

2.揉掐肺点、脾点、肾点、胸点共3～5分钟，力度以被按摩者可承受为度（见图③）。

3.点按或推按肺、脾、肾、输尿管、膀胱、喉与气管、上身淋巴系统、胸腺淋巴结、肾上腺、胸腔呼吸器官反射区，每次选4～5个反射区，每个反射区3～5次，以局部有热胀感最佳。

4.按揉心肺、肾、脾胃等反射区，各反射区按揉约1分钟，注意力度要适中。至局部有些胀感为宜，最后缓慢放松即可。

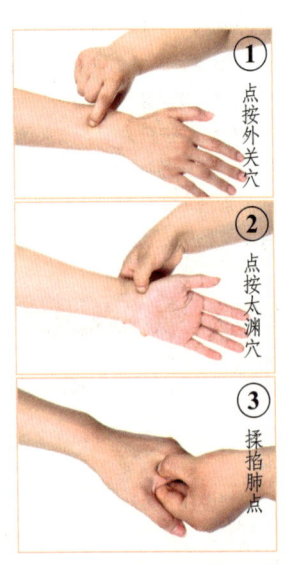

① 点按外关穴

② 点按太渊穴

③ 揉掐肺点

第二十七节　食欲不振

在当今快节奏和竞争激烈的社会中，人们很容易产生失眠、焦虑等紧张情绪，导致胃酸分泌功能失调，引起食欲下降、食欲不振，甚至茶饭不思，时间长了会导致精神疲惫、体重减轻、记忆力下降、抗病力减弱，食欲不振是常见病之一。

选穴

内关、合谷、劳宫、胃肠点、脾点、大肠点、小肠点、三焦点等穴位，肾、腹腔神经丛、输尿管、膀胱、肺、胃、脾、胰、肝、胆、十二指肠、小肠等反射区。

手疗方法

1. 烟灸内关穴，用力点按合谷、劳宫等穴，每穴各2～3分钟，至局部有胀痛感为宜（见图①）。

2. 揉掐胃肠点、三焦点、脾点、大肠点、小肠点等，每穴各揉掐1～2分钟，至局部有热胀感为最佳（见图②）。

3. 按揉或推按肾、腹腔神经丛、输尿管、膀胱、肺等反射区，每次可选4～5个反射区，以中等力度按揉或推按30～50次，至局部有酸胀感最佳。

4. 点按胃、脾、胰、肝、胆反射区各2分钟，力度中等，至局部有胀痛感为宜。

5. 在脾胃、十二指肠、小肠反射区按揉2分钟，至局部有胀痛感为宜，缓慢放松（见图③）。

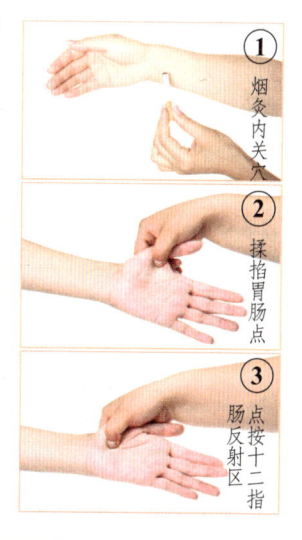

① 烟灸内关穴

② 揉掐胃肠点

③ 点按十二指肠反射区

第二十八节 胸闷

胸闷是一种主观感觉,即呼吸费力或气不够用。它可能是身体器官的功能性表现,也可能是人体发生疾病的最早症状之一,如心脏病。其症状有轻有重,轻者似无症状,重者则感觉难受,似乎被石头压住胸膛,甚至呼吸困难。

选穴

中冲、神门、内关等穴,心肺、脾胃、肾、心点、胸点、胸骨等反射区。

手疗方法

1. 用指端掐中冲穴,或用圆珠笔笔端、牙签粗端刺激此穴10~20次,力度以局部有刺痛感为宜,不宜刺破皮肤(见图①)。
2. 拇指端点按神门、内关穴10~20次,也可用牙签点按。按摩的力度以患者可承受为度,每日可以按摩2~3次(见图②)。
3. 点揉心点、胸点、胸骨等各1~2分钟,力度适中,至局部有胀痛感为宜。
4. 点按心肺穴、脾胃穴、肾穴各2~3分钟,也可烟灸脾胃穴(见图③、图④)。

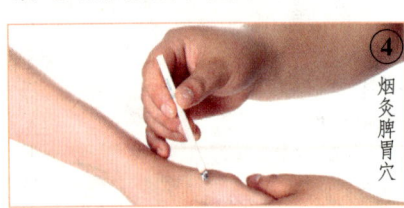

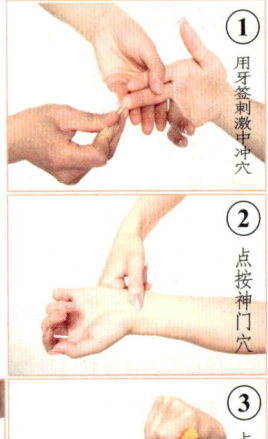

① 用牙签刺激中冲穴

② 点按神门穴

③ 点按心肺穴

④ 烟灸脾胃穴

第二十九节　中暑

中暑是指在高温和热辐射的长时间作用下机体体温调节出现障碍，水、电解质代谢紊乱及神经系统功能损害的全部症状的总称。主要症状有：体温在38℃以上、头晕、口渴、面色潮红、大量出汗、皮肤灼热、四肢湿冷、面色苍白、血压下降、脉搏增快等。

选穴

内关、合谷、关冲、阳谷、少商、商阳等穴位，小脑及脑干、垂体、大脑、内耳迷路、耳、眼、肝、肾、脾、肾上腺、心等反射区。

手疗方法

1. 点按内关、合谷、关冲、阳谷、少商穴各2～3分钟，以局部有胀痛感为宜（见图①）。
2. 揉掐心点、肝点、肾点等各2～3分钟，以局部有热胀感为宜（见图②）。
3. 点按或推按小脑及脑干、垂体、大脑、内耳迷路、耳、眼、肝、肾、脾、肾上腺反射区各20～30次，注意按摩力度应适中，至局部有酸胀感为宜（见图③）。
4. 手指指端掐按商阳穴、头穴、颈肩穴、肝胆穴、肾穴，每穴掐按2～3分钟，力度应先轻后重，再由重到轻，最后缓慢结束（见图④）。

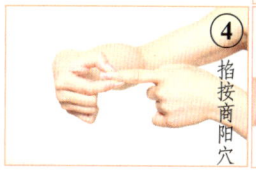

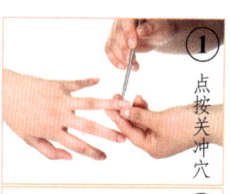

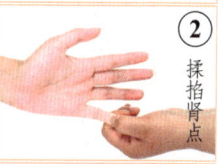

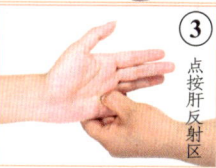

① 点按关冲穴
② 揉掐肾点
③ 点按肝反射区
④ 掐按商阳穴

第三十节 更年期综合征

更年期综合征是指更年期女性(年龄一般在45~52岁)，因卵巢功能衰退直至消失，引起内分泌失调和植物神经紊乱的症状。

选穴

合谷、神门、劳宫、外关、肾、内关、心肺、肝胆、生殖穴等穴位，肾上腺、肾、卵巢、子宫、腹腔神经丛、心、肝、脾等反射区。

手疗方法

1. 点按合谷、神门、劳宫、外关、内关穴，每穴各1~2分钟。
2. 点揉或揉掐肝点、心点、肾点，各1~2分钟。
3. 点按或推按肾上腺、肾、卵巢、子宫、腹腔神经丛、心、肝、脾反射区2~3分钟，以局部有酸胀感为宜(见图①)。
4. 按揉心肺穴、肝胆穴、生殖穴、肾穴，以局部有酸胀感为宜(见图②)。

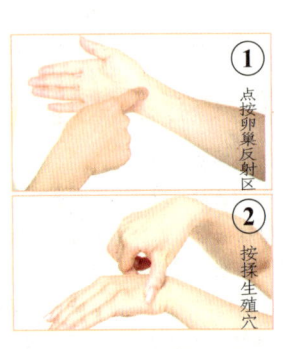

① 点按卵巢反射区

② 按揉生殖穴

国医小课堂

更年期谨防骨质疏松

更年期的女性要注意预防骨质疏松，应该适当增加钙的摄入，每日要达到1000毫克以上。每日食用2~3袋牛奶、1个鸡蛋是必要的。

第三十一节　月经不调、痛经

月经不调是指各种原因引起的月经周期、量、色、质发生异常，并在经期伴有其他不适症状的多种疾病的总称，包括月经提前、延后和无规律，月经经量过多、过少，月经淋漓、月经色质改变等。痛经是指经期前后或行经期间，出现下腹部痉挛性疼痛，分为原发性和继发性两种。

选穴

合谷、内关、神门、后溪、大陵、劳宫、大小鱼际、生殖、肝胆等穴位，肾、肾上腺、肝、脾、输尿管、膀胱、子宫、卵巢、生殖腺等反射区。

手疗方法

1. 按揉合谷、内关、神门、后溪、大陵、劳宫穴，每穴各20次，以局部有胀痛感为宜。
2. 点压或推按肾、肾上腺、肝、脾、输尿管、膀胱、子宫、卵巢、生殖腺反射区各20次（见图①）。
3. 按揉命门点、会阴点、肝点、肾点各50次，力度适中。
4. 掐按生殖穴、肝胆穴各50次（见图②）。
5. 用拇指推按大、小鱼际穴各2分钟，力度适中（见图③）。
6. 用拇指指尖揉掐心点、头顶点、肾点、颈中等穴，逐渐用力，每穴持续1分钟。
7. 点按头穴、心肺穴、脾胃穴、肝胆穴、肾穴等反射区各2～3分钟。

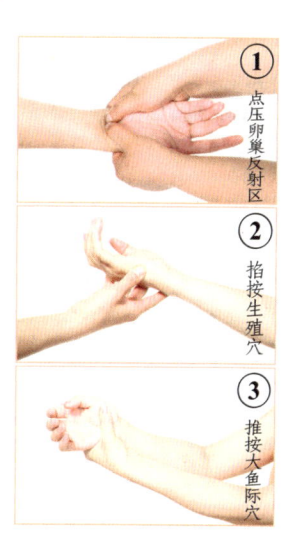

① 点压卵巢反射区
② 掐按生殖穴
③ 推按大鱼际穴

第三十二节 白带增多

白带是指女性阴道流出的一种黏稠液体。女性在发育成熟期、经期前后、妊娠初期，白带会相应增多，不属病态。如无故白带明显增多，且色、质、味异常，或伴有全身、局部症状，即为白带增多症。

选穴

合谷、内关、后溪、神门、生殖、肝胆等穴位，肾、肾上腺、输尿管、膀胱、子宫、阴道、卵巢、腹腔神经丛、下身淋巴系统等反射区。

手疗方法

1. 按揉合谷、内关、后溪、神门穴，每穴各30～50次。
2. 拇指指腹推按肾、肾上腺、输尿管、膀胱反射区，每个反射区1～2分钟（见图①）。
3. 点按子宫、阴道、卵巢、腹腔神经丛、下身淋巴系统各100次，肺、肝、脾反射区各50次。
4. 点揉命门点、会阴点、肝点、肾点各100次，点揉心悸点、心点、脊柱点各50次（见图②）。
5. 掐按生殖穴、肾穴、肝胆穴各50次。
6. 用拇指指腹推压内分泌点，力度应保持适中（见图③）。
7. 以上按摩方法，每天按摩1次，10次为1个疗程。连续治疗2个疗程后，如果症状明显好转，可逐渐减少操作次数。当症状完全消失后，仍须巩固1～2个疗程，以免复发。

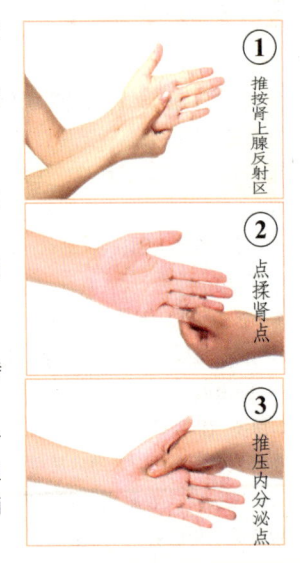

① 推按肾上腺反射区

② 点揉肾点

③ 推压内分泌点